rowohlt

UWE-CHRISTIAN ARNOLD

LETZTE HILFE

EIN PLÄDOYER FÜR DAS SELBSTBESTIMMTE STERBEN

Unter Mitarbeit von Michael Schmidt-Salomon

Rowohlt

1. Auflage Oktober 2014

Lektorat Frank Strickstrock
Der Text «Endlich hast du es geschafft!» von
Hannelore Lwowsky-Lüpges in Kapitel 7 wird abgedruckt
mit freundlicher Genehmigung des Alibri Verlags, Aschaffenburg
Innentypografie Daniel Sauthoff
Satz Mercury PostScript (InDesign) bei
Pinkuin Satz und Datentechnik, Berlin
Druck und Bindung CPI books GmbH, Leck
Printed in Germany
ISBN 978 3 498 09617 5

MIX
Papier aus verantwortungsvollen Quellen
FSC® C083411

Das für dieses Buch verwendete FSC®-zertifizierte Papier
Schleipen Werkdruck liefert Cordier, Deutschland.

Wenn der eine Tod unter Qualen,
der andere aber einfach und leicht sich vollzieht,
warum sollte diesem nicht die Hand nachhelfen
dürfen?

SENECA

INHALT

EINLEITUNG

Dieses Buch wendet sich an Leser, die sich nicht länger vorschreiben lassen wollen, wie sie zu sterben haben. Es richtet sich an Menschen, die der ständigen Ermahnungen moralisierender Bedenkenträger überdrüssig sind, an Männer und Frauen, die, nachdem sie ihr Leben selbst in die Hand genommen haben, auch ihr Sterben selbst in die Hand nehmen wollen.

Ginge es nach dem Willen der Bevölkerung, wäre Sterbehilfe längst kein Tabuthema mehr: 87 Prozent der Deutschen meinen, dass der einzelne Mensch selbst bestimmen darf, wann und wie er sterben möchte. Immerhin 77 Prozent können sich vorstellen, persönlich Sterbehilfe in Anspruch zu nehmen, wenn sie unter einer unheilbaren Krankheit, schwerer Invalidität oder nicht beherrschbaren Schmerzen leiden.[1]

In der Politik ist dieses klare Votum bislang nicht angekommen. Im Gegenteil: Führende Politiker planen, die Möglichkeiten der Sterbehilfe weiter einzuschränken, indem sie den ärztlich assistierten Suizid entweder ganz verbieten oder den Zugang zu dieser Hilfeleistung so erschweren, dass kaum ein Sterbewilliger noch einen Arzt finden wird, der ihm bei der Verwirklichung seines letzten Wunsches zur Seite steht.

Ich halte dies für *zutiefst inhuman* – und im Unterschied zu all den Politikern, die heute mit sorgenvoller Miene vor der vermeintlichen «Bagatellisierung des Suizids» warnen, weiß ich, wovon ich spreche: Denn ich habe in den letzten 20 Jahren als Arzt Hunderte von unheilbar kranken und schwer leidenden Patienten in ihrer letzten Stunde begleitet, habe den Medikamentenmix für sie zubereitet, war anwesend, als sie ihn zu sich nahmen und wenig später sanft entschliefen. Mit vielen dieser Patienten war ich zuvor über Monate, mitunter sogar über Jahre in Kontakt. Und so kann ich aus eigener Erfahrung bestätigen, was uns aus der Schweiz, aus den USA und den Benelux-Staaten immer wieder berichtet wird, nämlich dass *Sterbehilfe* vor allem *Lebenshilfe* ist!

Hunderte von Krebs gezeichnete oder unter schweren neurologischen Störungen leidende Menschen haben die letzten Monate oder Jahre ihres Lebens besser ertragen können, weil sie wussten, dass ich ihnen beim Sterben zur Seite stehen werde. Allein die Gewissheit, dass es jemanden gibt, der bereit ist, ihnen zu helfen, wenn ihr Leiden vollkommen unerträglich wird, hat sie gelassener und zuversichtlicher in die Zukunft schauen und noch einige wertvolle Monate oder Jahre leben lassen.

Dieses Buch ist ein Plädoyer dafür, dass Menschen nicht nur menschenwürdig leben, sondern auch menschenwürdig sterben können. Ich bin überzeugt: So wie es ein *Recht auf Erste Hilfe* gibt, das garantiert, dass unser Leben im Notfall gerettet wird, muss es auch ein *Recht auf Letzte Hilfe* geben, das dafür sorgt, dass wir unser Leben in Würde beschließen können. Die Umsetzung dieses Rechts auf Letzte Hilfe verlangt, wie ich zeigen werde, nicht nur eine hervorragende palliativmedizinische Versorgung, sondern auch die Option, mit Unterstützung eines Arztes eigenverantwortlich aus dem Leben zu scheiden, wenn das Leiden unerträglich wird.

Ich werde mich in diesem Buch vornehmlich auf den zweiten Aspekt der Letzten Hilfe, den ärztlich assistierten Suizid, konzentrieren. Dies hat nicht zuletzt auch politische Gründe, schließlich geht es in der gegenwärtigen Sterbehilfe-Debatte vorrangig um die Suizidbegleitung – nicht um die Palliativmedizin, die allmählich, wenn auch viel zu langsam, die gesellschaftliche Bedeutung zu erhalten scheint, die sie verdient.

Wie Sie sich sicher denken können, stehen dem Konzept der Letzten Hilfe, das ich in den nachfolgenden Kapiteln skizzieren werde, mächtige Interessengruppen entgegen: Vor allem konservative Politiker scheinen partout nicht hinnehmen zu wollen, dass schwerstkranke Menschen von ihrem Selbstbestimmungsrecht Gebrauch machen und ihr Leiden mit ärztlicher Hilfe verkürzen. Besonders hartnäckig ist dabei der Widerstand jener, die das *Recht auf Leben* mit einer *Pflicht zum Leben* verwechseln.

Hinter dieser Verwechslung steht meist ein religiöses Weltbild, das besagt, «Gott» habe dem Menschen «das Leben gegeben» und nur er allein sei befugt, es wieder zu nehmen. Natürlich haben Politikerinnen und Politiker (wie alle anderen Menschen) das unbestreitbare Recht, für sich selbst auf der Basis solcher Glaubenssätze jede lebensverkürzende, ja sogar jede leidensvermeidende Maßnahme abzulehnen. Allerdings: Sie haben nicht das geringste Recht, ihre religiösen Privatüberzeugungen anderen Staatsbürgern aufzuzwingen! Immerhin leben wir in einem Land, in dem Staat und Kirche getrennt sind und der Gesetzgeber zu weltanschaulicher Neutralität verpflichtet ist.

In einem weltanschaulich neutralen Staat gibt es keine «Pflicht zum Leben». Das Recht auf Leben, das in unserem Grundgesetz verankert ist, ist ein Abwehrrecht, das Sie als Person vor Übergriffen des Staates wie auch Ihrer Mitmenschen schützt. Das Recht auf Leben meint also nichts anderes, als dass niemand Ihr Leben antasten darf – außer Sie tun es selbst. Denn Sie – und *nur Sie* – sind der absolute Souverän Ihres Lebens! Das bedeutet auch: Wenn Ihnen Ihr Leben (beispielsweise aufgrund einer unheilbaren Erkrankung) nicht mehr lebenswert erscheint, dann ist es Ihr Recht, dieses Leben zu beenden – und absolut niemand, kein Arzt, kein Jurist, kein Pflegedienst, kein Pharmakonzern, ist dazu befugt, sich Ihrem Sterbewunsch in den Weg zu stellen, sofern Sie Ihren Willen unmissverständlich, freiwillig und bei klarem Verstand äußern!

Das Selbstbestimmungsrecht am Lebensende wurde in den letzten Jahren durch eine Reihe von Gerichtsverfahren deutlich gestärkt, doch davon haben viele Ärzte leider kaum etwas mitbekommen. Viele von ihnen wissen nicht einmal, dass die Beihilfe zur Selbsttötung in Deutschland (im Gegensatz zur «Tötung auf Verlangen» – die Unterschiede werde ich noch erläutern) legal ist. Dieses Unwissen ist zweifellos einer der Gründe dafür, warum Suizidbeihilfe hierzulande zwar häufig gesucht, aber nur selten praktiziert wird.

Hierzu hat auch die langjährige «Patientenwillen-Missachtungspolitik» der Bundesärztekammer beigetragen, die sich zur Untermauerung ihrer rückwärtsgewandten Positionen auf historische Relikte wie den sogenannten «Hippokratischen Eid» beruft (was es damit auf sich hat, werden wir noch sehen): In den 2011 veröffentlichten «Grundsätzen der Bundesärztekammer zur ärztlichen Sterbebegleitung» heißt es ausdrücklich, dass «die Mitwirkung des Arztes bei der Selbsttötung keine ärztliche Aufgabe ist».[2] Ärzte, die ihren unheilbar kranken Patienten auf deren Bitte hin ein todbringendes Medikament zur Verfügung stellen, müssen daher standesrechtliche Sanktionen befürchten. Tatsächlich können die zuständigen Landesärztekammern einem widerständigen Mediziner mit einer beträchtlichen Geldstrafe (in meinem Fall waren es 50 000 Euro!)[3] drohen, ja, sogar mit dem Entzug seiner Zulassung. Kein Wunder also, dass kaum ein Arzt es wagt, seinen todkranken Patienten Medikamente zu geben, mit denen sie ihrem Leiden ein Ende setzen können.

Die Folgen dieser standesrechtlich verordneten Missachtung des Patientenwillens sind verheerend: Viele Patienten plagen sich mit panischen Ängsten, weil sie befürchten, über Wochen, Monate oder gar Jahre hinweg unter menschenunwürdigen Umständen dahinvegetieren zu müssen, bis der Tod sie von ihrem Leiden erlöst. Dies ist nicht nur für die Betroffenen enorm belastend, sondern auch für ihre Angehörigen, die unter dem Druck der Situation Gefahr laufen, zusammenzubrechen.

Einige Sterbewillige, die es sich leisten können, finden einen Ausweg aus dieser Not, indem sie den Weg in die Schweiz auf sich nehmen, um dort mit Hilfe der Sterbehilfeorganisationen *Dignitas* oder *lifecircle* (EXIT bietet Sterbehilfe nur für Schweizer Bürger an) aus dem Leben zu scheiden. Andere finden tragischerweise keinen sanften Weg, ihrem Leid zu entrinnen: Aus Panik vor dem, was da noch auf sie zukommen mag, schneiden sie sich die Pulsadern auf, erhängen sich, erschießen sich, stürzen sich vom Dach eines Hochhauses oder werfen sich vor einen herannahenden Zug. Solche Formen des «lauten Suizids» sind in der Regel Ausdruck tiefster Verzweiflung, traumatisch für die Angehörigen wie auch für Fremde, die unerwartet mit entstellten Leichen konfrontiert werden und dieses Bild ein Leben lang mit sich herumtragen müssen.

Dabei hätte es zu diesen Verzweiflungstaten überhaupt nicht kommen müssen! Tatsächlich hätten viele dieser in ihrer Not schrecklich alleingelassenen Menschen nach der in Deutschland geltenden Gesetzeslage in ihrer Wohnung friedlich Abschied von ihren Liebsten nehmen können, wenn – ja wenn! – es genügend Ärzte gäbe, die den Mut aufbrächten, dem Patientenwillen zu folgen statt jahrhundertealten Vorurteilen gegen den Suizid.

Ich klage die verfasste deutsche Ärzteschaft in diesem Zusammenhang der fortgesetzten unterlassenen Hilfeleistung an. Es ist, wie ich finde, eine durch nichts zu rechtfertigende Schande, dass Ärzte ihre Patienten gerade dann im Stich lassen, wenn sie Hilfe am dringendsten benötigen! Ich sehe hierin eine *Feigheit vor dem Patienten*, die, wie ich in diesem Buch darlegen werde, mit dem ärztlichen Berufsethos nicht in Einklang zu bringen ist.

Für diesen Skandal sind die Ärzte natürlich nicht allein

verantwortlich. Schließlich sind sie eingebunden in ein gesellschaftliches Umfeld, das den Suizid und damit auch die ärztliche Freitodbegleitung seit langem tabuisiert. Als treibende Kräfte sind hier in erster Linie die christlichen Kirchen zu nennen, die, obgleich manche Theologen inzwischen deutlich andere Positionen beziehen, als Institutionen noch immer alles daransetzen, der Verbreitung der Sterbehilfe entgegenzuwirken. Neben den Kirchen gibt es jedoch eine Vielzahl anderer, oftmals nichtreligiöser Bedenkenträger, die – vielleicht aus ehrenwerten Motiven, jedoch unberührt von jeglicher Sachkenntnis – mit höchster moralischer Empörung gegen die Suizidbeihilfe zu Felde ziehen.

Wie ich im Kapitel «Der Ruf der Kassandra» aufzeigen werde, beschwören solche «Suizid-Experten» nach dem Motto «Wehret den Anfängen!» gerne die fürchterlichsten Schreckensszenarien herauf und verkünden als vermeintliche «Prediger in der Wüste» bisweilen sogar den «Untergang des Abendlandes». Statt die Praxis in den Ländern, die diese Form der Sterbehilfe vor Jahrzehnten schon eingeführt haben, nüchtern und unvoreingenommen zur Kenntnis zu nehmen, schüren sie irrationale Ängste in der Öffentlichkeit und leisten dadurch ihrem Anliegen, der «Bewahrung der Menschenwürde», einen Bärendienst.

Ich hoffe trotz alledem, dass sich in der hitzigen Debatte um die Sterbehilfe letztlich die besseren Argumente durchsetzen werden. Das vorliegende Buch wird einige dieser Argumente aufzeigen, sich dabei aber keineswegs in abstrakten Überlegungen ergehen. Zum ersten Mal werde ich hier ausführlich über meine langjährigen Erfahrungen als Sterbehelfer berichten. Ich möchte Sie in den folgenden Kapiteln mit einigen typischen Fällen aus meiner Praxis vertraut machen, Ihnen (selbstverständlich unter Wahrung der Persönlichkeitsrechte der Betroffenen) die oftmals verzweifelten Rufe meiner Patienten nach Letzter Hilfe schildern.

Ich habe lange überlegt, ob es sinnvoll ist, über das heikle Thema «Suizidbeihilfe» so offen zu berichten, wie ich es auf den nachfolgenden Seiten tun werde. Letztlich habe ich mich dazu entschieden, weil ich hoffe, dass diese Herangehensweise einige von Ihnen, meine verehrten Leserinnen und Leser, dazu ermuntern wird, sich aktiver für das Recht auf Selbstbestimmung am Lebensende einzusetzen. Schließlich wird der Tod uns alle ereilen! Deshalb liegt es in Ihrem ureigenen Interesse, Politiker, Ärzte, Kirchenvertreter zum Einlenken zu bewegen und die Weichen für einen offeneren Umgang mit der Sterbehilfe zu stellen. Andernfalls nämlich ist die Gefahr groß, dass Sie auf den letzten Metern Ihrer persönlichen Wegstrecke in Bedrängnisse geraten, die Sie sich kaum wünschen können.

Die Erfahrungen der letzten beiden Jahrzehnte haben mich überzeugt, dass es auch in Deutschland (wie seit langem schon in der Schweiz) möglich sein sollte, dass Ärzte ihre Patienten bei dem Wunsch unterstützen, friedlich und selbstbestimmt aus dem Leben zu scheiden, ohne dafür standesrechtliche Strafen in Kauf nehmen zu müssen. Sollten sich bei der anstehenden Debatte um die Sterbehilfe wirklich diejenigen durchsetzen, die «im Namen der Menschenwürde» ein Verbot der Freitodbegleitung anstreben, so wäre dies nicht nur eine tragische Fehlentscheidung zu Lasten schwerstkranker Menschen, es wäre auch ein Verrat an den Prinzipien des Rechtsstaats, der aus guten Gründen darauf verzichtet, den Begriff der Menschenwürde einseitig in einer für alle verbindlichen Weise zu definieren.

Denn: *Was wir unter einer «menschenwürdigen Existenz» verstehen und unter welchen Umständen wir den Tod dem Leben vorziehen, kann nur jeder Einzelne für sich selbst bestimmen.* Lassen Sie es nicht zu, dass Ihnen diese Definitionsmacht aus der

Hand genommen wird – weder von Ärzten noch von Politikern, weder von kirchlichen Würdenträgern noch von Lobbyisten der Pharmaindustrie! Bestehen Sie darauf, dass Sie das verfassungsmäßig garantierte Recht auf ein würdevolles Leben und einen würdevollen Tod haben! Zwar sind wir von der Verwirklichung dieser Forderung noch immer weit entfernt, aber wer nicht kämpft, hat schon verloren ...

TEIL I

AUS DER PRAXIS EINES STERBEHELFERS

Wenn mir die Last der Schmerzen,
des Elends und der Verachtung unerträglich wird,
warum will man mich hindern,
meinem Leiden ein Ende zu machen,
und mich grausam eines Heilmittels berauben,
das ich in den Händen habe?

MONTESQUIEU

KAPITEL I

Der Ruf nach Letzter Hilfe Warum Menschen sterben wollen

Helene C. wollte nicht mehr.[4] Die Metastasen hatten sich in ihrem gesamten Körper ausgebreitet. Das Atmen fiel ihr schwer. Größere Strecken konnte sie seit Wochen nicht mehr zurücklegen. Inzwischen war sie so geschwächt, dass bereits die wenigen Meter von ihrem Bett zur Toilette eine schier übermenschliche Anstrengung bedeuteten. Schon bald, so fürchtete sie, würde sie gar nicht mehr aufstehen können.

Mit dem Tod hatte sich die vornehme, aber resolute ältere Dame längst abgefunden, doch ans Bett gefesselt zu sein und von anderen gewindelt zu werden, das war für Frau C., die stets Wert auf ein adrettes Äußeres gelegt hatte, der Albtraum schlechthin. «Das kommt gar nicht in Frage! Ich will doch meinem Schöpfer nicht in Windeln gegenübertreten!», sagte sie mir am Telefon in ihrer unnachahmlichen Art kurz vor unserem letzten Treffen.

Frau C. hatte bereits ein Jahr zuvor Kontakt mit mir aufgenommen. Schon damals wollte sie sterben – «lieber heute als morgen». Die Schmerzen, berichtete sie, seien unerträglich geworden. Sie habe nun mehr als zehn Jahre gegen den Krebs in ihrem Körper gekämpft, mehrere Operationen, Bestrahlungen und Chemotherapien überstanden, jetzt aber sei es endgültig genug! Keinem Haustier würde man zumuten, in einem solch erbärmlichen Zustand weiterleben zu müssen.

Ich konnte die Argumente von Frau C. gut nachvollziehen, doch der Hinweis auf die Schmerzen machte mich damals skeptisch. Bei richtiger medikamentöser Einstellung nämlich können Schmerzen in den allermeisten Fällen vermieden werden. Als Frau C. dies hörte, war sie verwundert, denn bis dahin war sie ganz selbstverständlich davon ausgegangen, dass Krebs im Endstadium mit unerträglichen Schmerzen verbunden sei.

Ich schlug Frau C. vor, Kontakt zu ihrem Hausarzt aufzunehmen, der die Behandlung übernommen hatte, nachdem die Patientin aus Sicht der Onkologen als «austherapiert» galt. Bei dem anschließenden Telefonat stellte sich heraus, dass der Hausarzt von Frau C., ein freundlicher älterer Herr, eine viel zu geringe Dosis Morphin verschrieben hatte – ein Fehler, der tragischerweise häufig vorkommt, da bislang nur die wenigsten Ärzte hinreichendes Wissen im Bereich der Palliativmedizin erworben haben.

Glücklicherweise zeigte sich der Arzt von Frau C. gegenüber neuen Argumenten aufgeschlossen (was leider nicht immer der Fall ist). Wenige Wochen später erhielt ich einen Anruf von Frau C., in dem sie mir berichtete, dass sie sich momentan ganz hervorragend fühle, das Leben genieße wie selten zuvor und zurzeit sogar einen Urlaub an der Ostsee mit ihrer Tochter und ihren beiden Enkeln verbringe. Sie dankte mir überschwänglich für die Intervention bei ihrem Hausarzt, sicherte sich aber zugleich meine Zusage, dass ich ihr helfen würde, wenn sich ihr Zustand dramatisch verschlechtern sollte.

Nach diesem Telefonat hörte ich mehrere Monate nichts von ihr. Das ist nicht ungewöhnlich, denn viele Sterbewillige melden sich nach dem ersten oder zweiten Gespräch dieser Art nicht mehr. Es genügt ihnen, zu wissen, dass es jemanden gibt, der ihnen zur Seite stehen würde, falls ihre Lage unerträglich wird. Allein dies bedeutet für viele Patienten eine enorme Erleichterung.

Frau C. allerdings nahm wieder Kontakt auf. Wie allen meinen Sterbehilfe-Patienten hatte ich ihr meine Handynummer gegeben, damit sie mich im Notfall sofort erreichen konnte. Am Klang ihrer Stimme erkannte ich bereits, dass sie sich in einem schlechten gesundheitlichen Zustand befand. Frau C. erklärte, dass der Punkt gekommen sei, an dem ein Weiterleben für sie keinen Sinn mehr mache. Ihre Krebserkrankung habe sich in den letzten Wochen so verschlimmert, dass sie in absehbarer Zeit ohnehin sterben werde, aber sie wolle es in würdevoller Weise tun.

Fünf Tage später stand ich vor ihrer Wohnung. Die Tür wurde von ihrer Tochter geöffnet. Ich schätzte sie auf Mitte vierzig, Anfang fünfzig. Ihre geröteten Augen verrieten, dass sie kurz zuvor geweint hatte, insgesamt aber wirkte sie gefasst. Frau C. saß in ihrem komfortablen Ohrensessel im Wohnzimmer. Sie lächelte, als sie mich sah: «Herr Arnold, wie schön, Sie zu sehen! Seit Jahren habe ich mich nicht so sehr über Herrenbesuch gefreut!»

Ich lachte kurz auf und gab ihr die Hand. Patientinnen und Patienten wie Frau C. erstaunen mich immer wieder. Könnte ich selbst so gelassen, so heiter meinem eigenen Ende entgegengehen? Wäre ich angesichts des sicheren Todes noch zu Scherzen aufgelegt? Wahrscheinlich muss man durchgemacht haben, was Frau C. durchgemacht hat, um den Tod nicht mehr als Bedrohung, sondern als Erlösung zu empfinden.

Seit unserem letzten Treffen war Frau C. deutlich abgemagert. Sie hatte keinen Appetit mehr, was für Krebspatienten im Endstadium typisch ist. Glücklicherweise litt sie jedoch nicht unter Schluckbeschwerden, was ihren sehnlichen Wunsch, an diesem Tag sterben zu dürfen, vereitelt hätte. Während Frau C. die Tropfen zu sich nahm, die ein mögliches Erbrechen der tödlichen Medikamente verhindern, studierte ich ihre Krankenakte. Angesichts des medizinischen Befunds, den die Onkologen vor mehr als einem Jahr ausgestellt hatten, war es beinahe ein

Wunder, dass Frau C. so lange durchgehalten hatte und in den letzten Monaten, wie sie sagte, sogar noch einige der «glücklichsten Momente» ihres Lebens erfahren durfte.

Ich fragte sie, ob sie sich noch immer sicher sei, ihr Leben heute durch die Einnahme der Medikamente beenden zu wollen. «Wollen Sie mich auf den Arm nehmen, Herr Doktor?», antwortete sie. «Ich habe diesen Moment herbeigesehnt, wie ich wohl noch nie irgendetwas herbeigesehnt habe!» Mit Hilfe ihrer Tochter richtete sie sich auf, um die Erklärung zur sogenannten «modifizierten Garantenpflicht» zu unterschreiben.

Dieses Dokument ist unerlässlich für einen Arzt, der seinen Patienten durch den gesamten Sterbeprozess begleiten will. Denn mit dieser Erklärung entlässt der Patient den Arzt aus der Stellung eines «Garanten für das Leben» (die den Arzt dazu verpflichten würde, im Falle der Bewusstlosigkeit des Patienten Wiederbelebungsmaßnahmen durchzuführen) und macht ihn stattdessen zu einem «Garanten für den Sterbewunsch» (was bedeutet, dass der Arzt den Sterbeprozess zwar begleiten, aber nicht verhindern darf).

Während ich die mitgebrachten Medikamente zerkleinerte, erzählte mir Frau C. von ihrem Mann Paul, der vor 13 Jahren an Krebs gestorben war – drei Jahre, bevor bei ihr die gleiche Krankheit diagnostiziert wurde. Frau C. hatte ihn liebevoll zu Hause gepflegt, insgesamt waren es drei Monate gewesen, die Frau C., wie sie sagte, niemals missen wolle. Doch für ihren Paul seien die letzten Wochen, die er nur noch im Bett verbringen konnte, die reinste Folter gewesen. Ihr Mann habe zwar versucht, sich nichts anmerken zu lassen, aber sie habe damals deutlich gespürt, wie erniedrigend das Ganze für ihn war. «Ich bin mir sicher, dass Paul sich in dieser Situation am liebsten das Leben genommen hätte, aber wir hatten leider nicht den Mut, darüber zu sprechen.»

Ihr Mann habe sterben wollen, aber nicht sterben können. Tagelang habe er mit dem Tod gerungen. Als alles vorbei war, sei ihr klar gewesen, dass sie auf keinen Fall so enden wolle wie ihr Paul, fuhr Frau C. fort. Einige Jahre später sei sie in die *Deutsche Gesellschaft für Humanes Sterben (DGHS)* eingetreten, wodurch sie von meinen Aktivitäten als Sterbehelfer erfahren habe. Mich zu kontaktieren, sagte sie lächelnd, sei eine der klügsten Entscheidungen ihres Lebens gewesen.

Das Kompliment machte mich etwas verlegen. Ich versuchte abzuwiegeln und warf einen Blick auf die Tochter, die dem Gespräch bis dahin weitgehend wortlos zugehört hatte. Auf meine Frage, wie sie zu der Entscheidung ihrer Mutter stehe, antwortete sie, dass es ein großer Schock gewesen sei, als sie davon erfahren habe. Anfangs sei sie strikt dagegen gewesen. Allerdings wisse sie nur zu gut, dass man ihre Mutter kaum umstimmen könne, wenn sie einmal einen Entschluss gefasst habe. Da auch sie wisse, wie elendig ihr Vater gestorben sei, könne sie gut nachvollziehen, dass ihre Mutter einen anderen Weg gehen wolle. Sie selbst würde in ihrer Lage vielleicht dieselbe Entscheidung treffen. Doch diese Einsicht würde leider überhaupt nichts daran ändern, dass es ihr jetzt, in diesem Moment, unglaublich schwerfalle, ihre Mutter gehen zu lassen.

Weiter kam sie nicht. Sie begann, fürchterlich zu schluchzen. Trotz allem, was ich in den letzten Jahren schon erlebt habe, hat mich diese Szene tief berührt. Es ist schwer, die Angehörigen zu trösten. Zum Glück reagierte Frau C. goldrichtig. Sie streckte ihre Arme nach ihrer Tochter aus: «Mein Schatz, komm her, alles ist gut!»

Während sich Mutter und Tochter umarmten, konzentrierte ich mich darauf, die Medikamente in das Schälchen Apfelmus unterzurühren, das vor mir auf dem Wohnzimmertisch stand. Für Patienten, die noch selbst feste Nahrung zu sich nehmen können, ist dies die beste Variante, die uns hierzulande zur Verfügung steht. Zwar kann man den Medikamentenmix auch in Saft auflösen, aber sein bitterer Geschmack wird von Apfelmus besser überdeckt.

Ich wartete, bis sich Mutter und Tochter voneinander gelöst hatten. Frau C. schaute erwartungsvoll auf das Schälchen, das ich der Tochter nun in die Hand gab. «Endlich!», sagte die alte Dame. Sie schien sich auf ihren bevorstehenden Tod regelrecht zu freuen. Ich fragte sie abermals, ob ihr bewusst sei, dass sie unweigerlich sterben werde, wenn sie dieses Apfelkompott zu sich nehme. «Aber natürlich weiß ich das!», war ihre Antwort. «Ich werde sterben und so soll es auch sein!»

Angesichts der Tatsache, dass sie eigentlich keinen Appetit verspürte, löffelte Frau C. das Schälchen Apfelmus bemerkenswert schnell aus. Als sie fertig war, war sie sichtlich erleichtert. Doch plötzlich fiel ihr etwas ein: «Beinahe hätte ich ja das Wichtigste vergessen!» Sie wandte sich an ihre Tochter: «Drückst du bitte auf die Start-Taste des CD-Players?» Sie schaute mich an: «Kennen Sie Schuberts ‹Unvollendete›?» Ich nickte: «Ja, natürlich! Eine hervorragende Wahl!»

Als die ersten Töne des berühmten Hauptmotivs von Schuberts 8. Sinfonie erklangen, lehnte sich Frau C. entspannt zurück. Sie bewegte ihre Hände leicht zum Takt der Musik. Ihre Tochter, die ihr die Wangen streichelte, wollte noch etwas sagen, doch Frau C. legte nur den rechten Zeigefinger auf ihren Mund: «Hör doch, wie schön die Musik ist!» Frau C. schaute ihre Tochter ein letztes Mal an, dann schloss sie die Augen. Wenig später schlief sie ein.

Ich habe den Fall von Frau C. aus mehreren Gründen so ausführlich geschildert: *Erstens* ist er symptomatisch für eine bestimmte Gruppe meiner Sterbehilfepatienten, nämlich für Krebskranke im finalen Stadium, die mit ihrem Suizid dem ohnehin herannahenden und meist nicht besonders angenehmen «natürlichen Sterben» um wenige Tage oder Wochen zuvorkommen. *Zweitens* demonstriert die Geschichte von Frau C. gewissermaßen den Idealfall eines assistierten Suizids, bei dem nicht nur der Arzt, sondern – sofern gewünscht – auch die nächsten Bezugspersonen des Patienten (bei Frau C. war es die einzige Tochter) während des gesamten Geschehens anwesend sind.

Drittens zeigt der Fall sehr gut, wie sich Palliativmedizin und Suizidbegleitung gegenseitig ergänzen können: Wäre ich bereits im Jahr zuvor auf den akuten Sterbewunsch von Frau C. eingegangen, ohne die Weichen für eine bessere palliativmedizinische Versorgung ihrer Schmerzen zu stellen, hätte sie einige der «glücklichsten Momente» ihres Lebens gar nicht mehr erfahren können. Unter dieser Voraussetzung wäre sie nicht zur «rechten Zeit» gestorben, was, wie wir noch sehen werden (Kapitel 6 und 7), das beste Kriterium ist, um einen Suizid als «Freitod» bezeichnen zu können, sondern mehrere Monate zu früh.

Dieser dritte Punkt scheint mir in der gegenwärtigen Debatte von besonderer Bedeutung zu sein, versuchen doch zahlreiche Politiker und Mediziner, den Eindruck zu erwecken, als könne man Palliativmedizin und Suizidbegleitung gegeneinander ausspielen. Dies jedoch ist ein fataler Irrtum! *Denn ebenso wenig wie die Suizidbegleitung die Palliativmedizin ersetzen kann, kann die Palliativmedizin die Suizidbegleitung ersetzen!* Wer genauer hinsieht, begreift schnell, dass man beides berücksichtigen muss, wenn «Selbstbestimmung am Lebensende» mehr sein soll als eine hohle politische Floskel.

Am Ende ihres Lebens war Frau C. palliativmedizinisch bestens versorgt. Sie hatte keine Angst vor unerträglichen Schmerzen, ihr Problem lag auf einer völlig anderen Ebene: Frau C. konnte es schlichtweg nicht mit *ihrer Vorstellung von einer menschenwürdigen Existenz* vereinbaren, als Sterbende von anderen gewendet, gewindelt, gewaschen zu werden, dazu verurteilt zu sein, über Tage oder gar Wochen zu siechen, in der Hoffnung auf einen schnellen Tod, ohne darauf selbst noch einen Einfluss zu haben.

Ich frage Sie: Kann man es einer gestandenen, lebenserfahrenen Person wie Frau C. verdenken, dass sie es vorzog, sich stattdessen in ihrem Wohnzimmer bei klarem Verstand und mit der Musik ihres Lieblingskomponisten zu verabschieden? Müssen wir nicht eingestehen, dass ihre Entscheidung angesichts der sich ihr bietenden Alternativen im höchsten Maße rational war? Würden Sie in einer vergleichbaren Lage nicht vielleicht dieselbe Entscheidung treffen wollen? Und vor allem: Kann es wirklich im Sinne der Bewahrung der Menschenwürde sein, schwerstleidenden Menschen das Recht zu nehmen, den Tod zu finden, den sie sich wünschen? Wäre es nicht sogar eine schreckliche Verletzung ihrer Menschenwürde, wenn man ihnen diesen Notausgang verwehren würde mit dem Argument «Wir haben doch so wunderbare palliativmedizinische Möglichkeiten geschaffen – also stirb auch in der Weise, die wir für dich vorgesehen haben»?

Die meisten Menschen, denen ich von Fällen wie dem von Frau C. berichte, verstehen auf Anhieb, dass Palliativmedizin – so wichtig ihr Ausbau auch ist – die ärztlich assistierte Suizidbegleitung in vielen Fällen nicht ersetzen kann. Besonders deutlich wird dieser Sachverhalt bei einer zweiten Gruppe von Patienten, die sich bei mir ebenso häufig melden wie Krebspatienten, nämlich Menschen mit schwerwiegenden neurologischen Erkrankungen wie Multipler Sklerose (MS), Amyotropher Lateralsklerose (ALS) oder hochgradigen unfallbedingten Querschnittlähmungen. Auch hier möchte ich zur Illustration zunächst einen meiner Fälle schildern.

Mein Kollege Dr. S., ein angesehener Fachmediziner, leitete eine erfolgreiche Privatklinik in Süddeutschland. Er freute sich bereits auf seinen Ruhestand, in dem er vieles nachholen wollte, was im hektischen Berufsalltag untergegangen war, als er im Alter von 61 Jahren, nachdem er einige Male unvermittelt gestolpert war, die Diagnose «ALS» erhielt.

Amyotrophe Lateralsklerose ist eine Nervenkrankheit, deren Ursache bislang unbekannt ist. Sie tritt gehäuft bei Sportlern oder körperlich sehr aktiven Menschen auf. In den USA wird sie auch als «Lou Gehrig Disease» bezeichnet – benannt nach dem Mann, dem als erstem Spieler in der Geschichte der «American League» vier Home Runs in einem Spiel gelangen. Lou Gehrig, der als einer der erfolgreichsten Baseballspieler aller Zeiten gilt, erkrankte 1938/1939 auf dem Höhepunkt seines Ruhms an ALS. 1941 starb er unter großer Anteilnahme der amerikanischen Bevölkerung im Alter von nur 37 Jahren.

Erste Anzeichen von ALS sind Muskelkoordinationsstörungen und Gangunsicherheiten, später kommt es zu völliger Steife, Muskelschwund, Sprachverlust, Schluckunfähigkeit und totaler Pflegeabhängigkeit bei voll erhaltenen geistigen Fähigkeiten. (Einer meiner ALS-Patienten, ein katholischer Theologe, bezeichnete diese Gleichzeitigkeit von wachem Verstand und totalem Ausgeliefertsein – so liebevoll die Pflege auch immer sein mag – als den «Inbegriff der Hölle». Allein die Tatsache, dass es eine solche «Seelenfolter» wie ALS gebe, war für ihn «der klare Beweis gegen die Existenz eines allwissenden, allgütigen, allmächtigen Gottes» – zweifellos ein hartes Wort aus dem Munde eines Menschen, der sein halbes Leben lang im Dienste der Kirche gestanden hatte, aber mir fiel beim besten Willen kein vernünftiges Argument ein, mit dem ich ihm hätte widersprechen können.)

Die Verschlimmerung der Symptomatik kann bei ALS sehr unterschiedlich verlaufen, wie der Fall des berühmtesten ALS-Patienten der Gegenwart, Stephen Hawking, zeigt. Bei dem 1942 geborenen Physiker wurde bereits 1963 ALS diagnostiziert, seine Ärzte rechneten damals mit einer verbleibenden Lebenszeit von nur wenigen Jahren. Zu ihrem Erstaunen jedoch war Hawking erst fünf Jahre später (1968) auf einen Rollstuhl angewiesen, erst 1985 verlor er die Fähigkeit, zu sprechen (ohne Hilfe eines Sprachcomputers), erst 2009 gab er seinen Lehrstuhl für Mathematik in Cambridge auf, vor zwei Jahren konnte er seinen 70. Geburtstag feiern.

Die Geschichte des Stephen Hawking klingt fast wie ein Wunder (auch wenn dies bei einem Atheisten und Naturalisten wie Hawking sonderbar klingt): Aus dem todgeweihten Physikstudenten, dessen Namen zum Zeitpunkt der niederschmetternden Diagnose niemand kannte, wurde einer der größten Physiker des 20. und 21. Jahrhunderts, ein erfolgreicher Sachbuchautor, dessen Veröffentlichungen die internationalen Bestsellerlisten stürmten, ja: eine globale Pop-Ikone, die weltweit verehrt und immer wieder gern zitiert wird, etwa in beliebten Fernseh-Serien wie «Star Trek», «The Big Bang Theory» oder «Die Simpsons».

Stephen Hawking hatte, so könnte man sagen, «Glück im Unglück», denn er erkrankte an einer sehr seltenen Variante der Amyotrophen Lateralsklerose, der sogenannten «chronisch juvenilen ALS». Durch den ungewöhnlich langsamen Krankheitsverlauf konnte sich Hawking allmählich an die Symptome gewöhnen und entsprechende Kompensationsmaßnahmen vorbereiten. Mein Kollege Dr. S. hatte dieses Glück nicht: Schon eineinhalb Jahre nach der ersten Diagnose konnte er weder schlucken noch halbwegs verständlich sprechen.

Den ersten Kontakt zu mir nahm seine Frau auf. Sie schrieb mir, dass ihr Mann meinen Einsatz für ein humanes, selbstbestimmtes Sterben seit Jahren mit Interesse verfolgt habe, ohne zu ahnen, dass er mich selbst einmal um Hilfe bitten müsse. Zwar werde er dank des ambulanten palliativmedizinischen Dienstes pflegerisch und ärztlich optimal versorgt, aber er habe sich entschlossen, unter diesen Bedingungen nicht weiterleben zu wollen. Sie selbst unterstütze den Sterbewunsch ihres Mannes, und dies gelte auch für die drei Töchter der Familie, die allesamt über ausgewiesene medizinische Kenntnisse verfügten. Da es ihrem Mann von Tag zu Tag schlechter gehe, bat mich Frau S. eindringlich, mich möglichst bald zu melden.

Fünf Tage später saß ich im Zug nach Süddeutschland. Vor Ort wurde ich von einer sichtlich verzweifelten Frau empfangen. Die Töchter, die, wie ich feststellen konnte, ihren Eltern liebevoll und kompetent zur Seite standen, waren eigens für dieses Treffen aus verschiedenen Städten angereist.

Das Bild, das sich mir bot, als ich das Zimmer von Dr. S. betrat, war selbst für einen erfahrenen Arzt wie mich, der in seinem Berufsleben schon viel gesehen hat, schockierend: Der spindeldürre Patient saß festgeschnallt auf einem Spezialpflegestuhl, auch der Kopf war fixiert, da er sonst zur Seite gefallen wäre. Die Muskeln von Armen und Beinen sowie des gesamten Körpers hatten sich weitgehend zurückgebildet. Meine Begrüßung erwiderte Dr. S. mit einem undefinierbaren Geräusch, wobei ihm eine große Menge Schleim aus dem Mund floss.

Frau S. bat mich, ein Schreiben zu lesen, das ihr Mann zuvor mehrere Stunden lang unter größter Willensanstrengung mühsam mit *einem* Finger in den Computer getippt hatte. Um die Lage, in der sich Dr. S. befand, zu skizzieren, möchte ich aus diesem Text einige Auszüge zitieren (um Kraft zu sparen, verzichtete Dr. S. in seinem Schreiben auf Großschreibung, korrekte Interpunktion usw., was nachfolgend korrigiert wurde):

«Der Fortschritt der Erkrankung in den letzten 2–3 Wochen überholt mich und ich bin schneller in eine Sackgasse geraten, als ich es mir vorgestellt habe. Ich möchte nicht in eine Art «Locked-in-Syndrom» geraten [Anm. U-C. A.: ein Zustand, in dem ein Mensch bei Bewusstsein ist, zugleich aber unfähig, sich sprachlich oder durch Bewegungen verständlich zu machen]. Ich möchte nicht an meinem Speichel ersticken oder wegdämmern. Ich möchte mich verabschieden und einschlafen, mein Leben beenden.»

Eindrucksvoll schilderte Dr. S. die verschiedenen Aspekte seiner Qualen, etwa die Probleme mit den Gesichtsmasken, die seine Atmung erleichtern sollten: «Die Ganzgesichts-Maske halte ich nur 60–70 Minuten aus, dann ist der Mund zu trocken, im Rachen alles verklebt, zu viel Speichel außen, das Gummi schmerzt am Kopf, die Maske wird mir zu eng.» Größte Probleme bereiteten ihm vor allem die Sekrete, die sich unablässig im Mund, im Rachenraum und in der Lunge bildeten und alle 45 Minuten abgesaugt werden mussten: «Kämpfe immer länger unter den Masken gegen den schlimmen Schleim an.»

Nachts, so fuhr Herr S. in seinem Schreiben fort, liege er jede Stunde wach, er habe Schmerzen und die Kommunikation mit anderen werde zunehmend unmöglich. Jeden Tag wachse seine Erschöpfung und er merke, wie seine motorischen Fähigkeiten immer weiter schwinden – ein Zustand, dem er nicht länger ausgesetzt sein wolle: «Ich kann nicht mehr. Ich bin am Ende. Alles ist nur noch eine große Kraftanstrengung. Ich hangele mich von Stunde zu Stunde.»

Selten habe ich einen solch erschütternden Brief zu lesen bekommen. Es fiel mir nach der Lektüre ausgesprochen schwer, meinem Kollegen in die Augen zu schauen – Augen, die trotz allem hellwach, freundlich, aber auch traurig und kritisch waren. Da ich meist nicht verstehen konnte, was er mir mitzuteilen versuchte, diente mir seine Frau als Dolmetscherin. In besonders schwierigen Fällen nutzte Dr. S. die Computertastatur, um sich mit mir zu verständigen.

Und wir hatten in der Tat einiges zu besprechen: Seinen Sterbewunsch, der mir auch von seinen Töchtern bestätigt wurde, hatte Dr. S. gründlich reflektiert. Er war bei klarem Verstand, was seinen Zustand subjektiv leider nur noch unerträglicher machte. An der Urteilsfähigkeit meines Kollegen bestand kein Zweifel. Ungeklärt aber war, auf welche Weise sein Sterbewunsch verwirklicht werden sollte.

Die Methode, die Frau C. gewählt hatte, war bei Herrn S., der nicht mehr selbst schlucken konnte, ausgeschlossen. Dr. S. hatte sich eine PEG («perkutane endoskopische Gastrostomie») legen lassen, also einen Schlauch, der direkt durch die Bauchwand in den Magen führt, durch den er nun künstlich ernährt wurde.

In einem solchen Fall ist es eine Möglichkeit, den selbstbestimmten Tod durch einen «Abbruch des Behandlungsverfahrens» herbeizuführen. Das heißt: Herr S. hätte eine weitere Zufuhr von Nahrung und Flüssigkeit über die PEG verweigern können, was in seinem körperlichen Zustand spätestens nach 14 Tagen zum Tod geführt hätte. Er hätte sogar seiner Frau, seinen Töchtern oder auch mir die Anweisung geben können, den Versorgungsschlauch, der in seinen Magen führt, durchzuschneiden (er selbst wäre dazu aufgrund fehlender Muskelkraft nicht mehr in der Lage gewesen), um auf diese Weise sicherzugehen, dass ihm, etwa in einer Phase der Bewusstlosigkeit, keine Flüssigkeit mehr zugeführt wird.

Dr. S. kannte die Vor- und Nachteile dieses Verfahrens sehr genau, doch er entschied sich für den assistierten Suizid, der ihm als Alternative sehr viel angenehmer erschien. Um diesen Suizid zu ermöglichen, hatte sich Dr. S. ein Infusionssystem über die Ernährungssonde ausgedacht. Als Mediziner, so versicherte er mir, würde es ihm nicht schwerfallen, die erforderlichen Substanzen zu besorgen, die ihm einen sanften Übergang in den Tod bescheren würden.

Eineinhalb Wochen später stieg ich ein zweites Mal in den Zug, um Dr. S. und seine Familie zu besuchen. Bei der Prozedur, die das Leben des Kollegen an diesem Tag beenden sollte, hatte ich nur die Rolle eines Beraters bzw. eines «Feuerwehrmannes» für den Notfall inne. Die eigentliche Assistenz bei dem Suizid übernahm seine Frau. Nachdem sie die Infusion vorbereitet hatte, war der Moment der Entscheidung gekommen. Mir war mulmig zumute: Was würde geschehen, wenn Dr. S. zu schwach wäre, um die Apparatur selbst zu bedienen? Niemand dürfte ihm in einem solchen Fall helfen, denn «Tötung auf Verlangen» wird nach § 216 des Strafgesetzbuchs mit einer Freiheitsstrafe von bis zu fünf Jahren geahndet! Doch glücklicherweise stellten sich diese Bedenken als unbegründet heraus: In einer letzten großen Willensanstrengung gelang es Dr. S., den Schieber des Infusionsschlauches zu betätigen, sodass die vorbereitete Lösung in seinen Magen fließen konnte.

Die Erleichterung in seinen Augen werde ich nie vergessen! In den vorangegangenen Monaten hatte Dr. S. schweres Leid ertragen müssen, doch nun, in diesen letzten Minuten seines Lebens, geschah alles exakt so, wie er es sich vorgestellt hatte: Er starb ruhig und gelassen im Kreis seiner Familie.

Der Fall des Dr. S. führt uns das besondere Kennzeichen der Patientengruppe mit schwerwiegenden neurologischen Störungen vor Augen: In der Regel fürchten sie sich weniger davor, *in absehbarer Zeit auf unwürdige Weise sterben zu müssen*, ihre Sorge besteht darin, *auf unbestimmte Zeit weiterleben zu müssen* – und zwar in einer Weise, die sie für sich selbst nicht als menschenwürdig erachten. Auch wenn die ALS bei Dr. S. einen dramatischen Verlauf genommen hatte, hätte zum Zeitpunkt seines Suizids niemand mit Sicherheit sagen können, wie lange er unter optimaler Versorgung hätte weiterleben können. Hätte er nicht selbst die Reißleine gezogen, hätte er womöglich noch einige Monate oder gar Jahre im Bett verbringen können oder vielmehr müssen – künstlich beatmet, künstlich ernährt, unfähig zu jeglicher Bewegung, «lebendig begraben», wie es ein Patient einmal umschrieb.

Bei Menschen, die durch einen Unfall eine hochgradige Querschnittlähmung erlitten haben, kann ein solcher Zustand nicht nur über Jahre (wie bei ALS- und MS-Patienten) fortdauern, sondern mitunter über Jahrzehnte. Natürlich gibt es Menschen, die auch unter solchen Bedingungen ihre Lebensfreude behalten – und das ist auch gut so! Aber auf viele andere trifft dies eben nicht zu.

Als Außenstehende haben wir nicht das Recht, darüber zu urteilen, unter welchen Bedingungen ein Mensch sein eigenes Leben als lebenswert sieht. Hätte ich Dr. S. vorhalten sollen, er möge sich ein Beispiel an Stephen Hawking nehmen, der weiter nach der «Großen Weltformel» sucht, obwohl die ALS bei dem berühmten Physiker mittlerweile sehr viel weiter fortgeschritten ist? Hätte ich meinem Kollegen die Suizidbegleitung verweigern sollen mit dem Argument, dass andere Menschen mit ALS doch auch zurechtkommen und er sich jetzt einfach mal zusammenreißen müsse?

Es wäre mir im Traum nicht eingefallen! Denn ich weiß, dass ich als betreuender Arzt nicht bestimmen darf, unter welchen Umständen mein Patient gerade noch leben oder bereits sterben will. Wie jeder andere war auch Herr S. der absolute Souverän seines Lebens. Ihm allein stand die letzte Entscheidung zu. Meine Aufgabe bestand darin, ihm zuzuhören, mich in seine Lage zu versetzen und zu gewährleisten, dass ihm alle Informationen zur Verfügung standen, auf deren Basis er eine rationale Entscheidung treffen konnte.

In den vergangenen 20 Jahren habe ich viele Menschen mit schwerwiegenden neurologischen Störungen auf ihrem letzten Weg begleitet. Einige ihrer Geschichten empfand ich persönlich als besonders dramatisch, da es sich um jüngere Patienten handelte, die, nachdem sie über Jahre, manchmal über Jahrzehnte hinweg meist unfallbedingte Schmerzen und hochgradige Lähmungserscheinungen geduldig ertragen hatten, einfach genug hatten und mit ihrem Leben Schluss machen wollten – trotz einer liebevollen Umgebung und bester medizinischer Versorgung.

Ich hätte an dieser Stelle also eine Reihe anderer vergleichbarer Fälle schildern können, warum habe ich ausgerechnet die Leidensgeschichte von Dr. S. ausgewählt? Zwei Gründe waren dafür ausschlaggebend, zum einen, dass Dr. S. selbst Arzt war, und zum anderen, dass er sich bewusst *für* den umstrittenen «assistierten Suizid» und *gegen* den weithin akzeptierten «Abbruch des Behandlungsverfahrens mit anschließender palliativer Betreuung» entschieden hat. Wie wir gleich sehen werden, sind diese beiden Aspekte, der Arztberuf einerseits und die Bevorzugung eines schnellen Suizids gegenüber dem eher langsamen tödlichen Austrocknen infolge fehlender Flüssigkeitsaufnahme andererseits, eng miteinander verknüpft.

Selbstbestimmtes Sterben durch die Verweigerung der Aufnahme von Nahrung und Flüssigkeit ist heute – auch wenn vielen Bürgerinnen und Bürgern dies nicht bekannt ist – eine durchaus verbreitete gesellschaftliche Praxis. Prinzipiell lassen sich dabei drei Grundsituationen unterscheiden: Fall 1: Der Patient wird künstlich ernährt, liegt im Koma oder ist aus anderen Gründen (etwa fortgeschrittener Demenz) nicht in der Lage, seinen Willen zu bekunden, hat aber in seiner Patientenverfügung oder gegenüber glaubhaften Zeugen eindeutig erklärt, unter den nun eingetretenen Umständen nicht mehr künstlich ernährt werden zu wollen. Fall 2: Der Patient wird künstlich ernährt, ist aber (wie Dr. S.) urteilsfähig und verweigert die weitere Zuführung von Nahrung und Flüssigkeit. Fall 3: Der Patient wird nicht künstlich ernährt und ist urteilsfähig, verzichtet aber selbsttätig auf Essen und Trinken und verbietet den Ärzten jede künstliche Ernährung oder Flüssigkeitsversorgung im Falle der eigenen Bewusstlosigkeit.

In all diesen Fällen ist es nach geltender Rechtsprechung nicht nur *zulässig*, dem Sterbewunsch des Patienten zu folgen, ein Arzt würde sogar eine *strafbare Körperverletzung* begehen, wenn er seinen Patienten im Fall 1 und 2 gegen dessen Willen weiterhin künstlich ernähren oder im Fall 3 eine künstliche Ernährung erzwingen würde (siehe hierzu auch die Darlegungen in Kapitel 3). Selbst von den entschiedenen Gegnern des ärztlich assistierten Suizids wird die Legitimität dieser gesetzlichen Bestimmungen in der Regel nicht in Frage gestellt.

Dennoch stößt Fall 3 (das freiwillige Verzichten auf Essen und Trinken) in der Praxis noch immer auf Widerstand bei Ärzten und Pflegern. Ein Grund dafür ist, dass es sich bei diesem sogenannten «Sterbefasten» unübersehbar um einen – wenn auch langsamen – *Suizid des Patienten* handelt. Allerdings: Ist dies bei den Fällen 1 und 2, die unter dem Begriff «Abbruch des Behandlungsverfahrens» gefasst werden, wirklich anders? Wenn wir die juristischen Feinheiten (siehe Kapitel 3) für einen Moment ausblenden, worin unterscheidet sich dann noch der Fall eines Patienten, der nicht mehr isst und trinkt, von dem Fall eines Patienten, der die künstliche Zufuhr von Nahrung und Flüssigkeit verweigert?

In allen drei Fällen verkürzt der Patient auf eigenen Wunsch seine Lebenszeit, die ihm unter den gegebenen Bedingungen nicht mehr lebenswert erscheint. In allen drei Fällen, also auch beim «Abbruch des Behandlungsverfahrens», handelt es sich somit um einen *Akt der Selbsttötung*, einen Suizid, bei dem der Arzt entweder durch eine Voraberklärung (Fall 1) oder eine aktuelle Willensbezeugung des Patienten (Fälle 2 und 3) zu einem «Garanten für den Sterbewunsch» gemacht wird – in vergleichbarer Weise, wie ich es bereits im Fall des assistierten Suizids von Frau K. beschrieben habe.

Erfahrene Palliativmediziner haben in der Regel auch keine Probleme damit, Menschen zu betreuen, die durch den Verzicht auf Flüssigkeit und Nahrung sterben wollen, denn sie haben es ohnehin häufig mit Patienten zu tun, die infolge einer fortgeschrittenen Krebserkrankung keinen Appetit mehr haben – und ob ein Mensch nicht mehr isst und trinkt, weil er es nicht mehr *kann*, oder ob er nicht mehr isst und trinkt, weil er es nicht mehr *will*, ist aus palliativmedizinischer Sicht nicht von allzu großer Bedeutung. Denn die Versorgungsmaßnahmen sind in beiden Fällen gleich.

Dies bringt uns zu einem interessanten Punkt: Obgleich Palliativmediziner bei genauerer Betrachtung selbst «Suizidbegleitungen» durchführen, wenn sie Patienten betreuen, die Nahrung und Flüssigkeit verweigern, setzen sich erstaunlich viele dieser Kollegen mit großer Vehemenz gegen den ärztlich assistierten Suizid ein. Natürlich würden sie selbst in solchen Fällen auch nicht von «Suizidbegleitung», sondern von «Sterbebegleitung» sprechen, aber dies ändert nichts an den Tatsachen: *Wer Menschen betreut, die durch Nahrungs- und Flüssigkeitsverzicht sterben wollen, leistet nun einmal «Suizidbegleitung»* – ob ihm dies gefällt oder nicht!

Worin besteht nun der Unterschied zwischen der weithin akzeptierten «palliativen Suizidbegleitung», die kein vernünftiger Politiker mehr in Frage stellt, und der so heftig umstrittenen «ärztlichen Suizidassistenz», die nach dem Willen einiger Politiker verboten werden soll? Ich möchte es einmal so formulieren: *Die Aufgabe der palliativen Suizidbegleitung besteht darin, exakt jene unangenehmen Nebenwirkungen eines «langsamen Suizids» zu minimieren, zu denen es im Falle eines ärztlich assistierten «schnellen Suizids» gar nicht gekommen wäre.*

Tatsächlich können viele unangenehme Nebenwirkungen des Sterbefastens mit Hilfe einer sachgerechten palliativmedizinischen Betreuung verhindert werden.[5] Schmerzen wie auch psychische Unwohlgefühle (Angst, Unruhe, Traurigkeit) lassen sich in der Regel medikamentös eindämmen, das Hungergefühl verschwindet schon nach zwei Tagen (wie jeder weiß, der schon einmal eine Fastenkur durchgeführt hat), dem Durstgefühl kann man mit kleinen Mengen Wasser, künstlichem Speichel und Eisstückchen entgegentreten. Mit regelmäßigen Mundspülungen und sorgsamer Lippenpflege lassen sich bakterielle Entzündungen oder Pilzbefall vermeiden, Anti-Dekubitus-Matratzen können der Entstehung von Druckgeschwüren entgegenwirken, die beim Sterbefasten aufgrund der Dehydrierung der Haut sonst zwangsläufig entstehen würden.

Zahlreiche Fälle belegen, dass das Sterbefasten für den Betroffenen bei guter palliativmedizinischer Versorgung längst nicht so unangenehm ist, wie sich medizinische Laien einen «Tod durch Verhungern und Verdursten» vorstellen. In der ersten Phase erleben viele Patienten sogar Zustände der Euphorie (was auch aus gewöhnlichen, nicht letalen Fastenkuren bekannt ist). Sie sind in dieser Phase oft hellwach und gut ansprechbar. Mit zunehmender Dehydrierung senkt sich dann der Blutdruck und die Nierenleistung geht stark zurück. Infolge des freiwerdenden Harnstoffs werden die Patienten müde, schlafen immer häufiger, ihr Bewusstseinszustand trübt sich mehr und mehr ein. Weil die Abfallprodukte des Stoffwechsels nicht mehr aus dem Blut gespült werden können, schlägt das Herz in der finalen Phase nicht mehr regelmäßig. Die Patienten sterben schließlich im Schlaf an Herzstillstand, ohne dies in irgendeiner Form wahrzunehmen. Es gibt sehr viel unangenehmere Arten, sich aus dieser Welt zu verabschieden.

Als erfahrener Mediziner, der sich mit den verschiedenen Möglichkeiten des selbstbestimmten Sterbens eingehend beschäftigt hatte, wusste Dr. S. über die Vorzüge des Sterbefastens gegenüber vielen anderen Todesarten sehr genau Bescheid. Warum entschied er sich dennoch für die Alternative des assistierten Suizids? Wahrscheinlich können Sie sich diese Frage selbst beantworten: Nahezu jeder, mit dem ich über dieses Thema gesprochen habe, würde es vorziehen, bei klarem Bewusstsein auf schnellem und sanftem Wege aus dem Leben zu scheiden, statt sich einer zwei- bis dreiwöchigen Sterbeprozedur zu unterziehen, bei der man in besonderer Weise auf die Hilfe anderer angewiesen ist und den exakten Zeitpunkt des sehnsüchtig erwarteten Todes letztlich doch nicht selbst bestimmen kann, sondern der Widerstandsfähigkeit seiner Niere und seines Herzens überlässt.

Dr. S. war in dieser Hinsicht kein Einzelfall: Obwohl Ärzte besonders häufig dem «natürlichen Sterben» durch einen freiwilligen Suizid zuvorkommen (auch bei meinen Sterbehilfepatienten ist diese Berufsgruppe überdurchschnittlich häufig vertreten), ist mir bislang kein einziger Fall zu Ohren gekommen, in dem es hieß, dass ein Mediziner (der noch über hinreichende Kontakte verfügte) seinem Leiden durch Sterbefasten ein Ende bereitet hätte. Der Grund hierfür ist offensichtlich: Uns Ärzten stehen für den letzten Schritt nun einmal angenehmere Mittel zur Verfügung. Wir haben das Privileg, uns im Falle eines unerträglichen Leidens die Substanzen besorgen zu können, die einen schnellen, sanften Tod ermöglichen. Den meisten anderen Menschen bietet sich diese Option nicht oder nur unter erschwerten Bedingungen. Aber kann es wirklich ethisch legitim sein, Patienten diese «besseren Optionen» vorzuenthalten, bloß weil sie keine Ärzte sind?

Mir fällt in diesem Zusammenhang die Geschichte eines bekannten Onkologen aus dem Ruhrgebiet ein: Dr. T. sprach sich über Jahrzehnte strikt gegen den ärztlich assistierten Suizid aus, weil diese Hilfeleistung, wie T. meinte, dem «Vertrauensverhältnis von Arzt und Patient» entgegenstehe (wir werden uns mit diesem beliebten Gegenargument in Kapitel 4 ausführlicher auseinandersetzen). Als Dr. T. dann selbst an einem unheilbaren und inoperablen Pankreaskarzinom (Bauchspeicheldrüsenkrebs) erkrankte und sich abzeichnete, dass er nur noch einige wenige Tage, vielleicht auch Wochen, zu leben hatte, ließ er sich in ein Einzelzimmer seiner Onkologiestation verlegen. Als Chefarzt fiel es ihm nicht schwer, dafür zu sorgen, dass ihm ein Morphintropf zur Verfügung gestellt wurde, den er selbst bedienen konnte. Nachdem Dr. T. sich von seinen Freunden und Verwandten verabschiedet hatte, öffnete er den Infusionsschieber, sodass eine Überdosis Morphin in seinen Körper floss. Kurz darauf schlief Dr. T. friedlich ein, wenige Minuten später war er tot.

Ich hätte gerne gewusst, ob Dr. T. seine strikt negative Haltung zum ärztlich assistierten Suizid in seiner letzten Lebensphase noch einmal überdacht hat. Allerdings fürchte ich, dass er trotz des eigenen Schicksals bis zum Ende an seinen alten Überzeugungen festgehalten hat. Denn bedauerlicherweise macht es für viele Mediziner noch immer einen großen Unterschied, ob sich ein Arzt («einer von uns») oder «ein medizinischer Laie» suizidiert. Was man der einen Gruppe ganz selbstverständlich zubilligt («Jeder von uns weiß ja, wie es geht und was im Notfall zu tun ist»), wird der anderen unerbittlich verweigert.

Ich halte dies für eine schlimme elitäre Anmaßung, die im diametralen Widerspruch zu allem steht, was man sinnvollerweise unter dem Begriff «ärztliches Berufsethos» fassen kann. Um es in aller gebotenen Klarheit zu formulieren: *Es ist aus meiner Sicht im höchsten Maße unethisch, wenn Ärzte ihren schwerstleidenden Patienten jenen Notausgang versperren, den sie für sich selbst bedenkenlos in Anspruch nehmen*! (Was meinen Sie, wie drastisch sich die Zahl der ärztlichen Gegner der Suizidassistenz verringern würde, wenn diese sich öffentlich dazu verpflichten müssten, im eigenen Fall unwiderruflich auf die Option der Verkürzung des Leids durch sanfte, schnellwirkende Suizidmaßnahmen zu verzichten! Nicht, dass ich eine solche Verzichtserklärung ernsthaft vorschlagen würde, ich möchte nur den Punkt verdeutlichen, um den es mir geht.)

Als mir diese Widersprüchlichkeiten bewusst wurden, als mir klar wurde, wie oft Mediziner im Namen des «Patienteninteresses» gegen ebendieses Patienteninteresse verstoßen und welch grausame Folgen dies insbesondere für schwerstleidende Menschen am Lebensende hat, konnte ich gar nicht mehr anders, als «zu desertieren», also dem Mainstream der deutschen Ärzteschaft meine Gefolgschaft aufzukündigen.

Natürlich geschah dies nicht von heute auf morgen. Es handelte sich vielmehr um einen Prozess, der sich über mehrere Jahre erstreckte. Allmählich erst wurde mir die Tragweite des Themas «selbstbestimmtes Sterben» bewusst. Hätte mir jemand in den frühen 90er Jahren prognostiziert, dass ich einmal als «profiliertester Sterbehelfer Deutschlands» und «schärfster Kritiker der Bundesärztekammer» gelten würde – ich hätte es mit Sicherheit nicht geglaubt.

KAPITEL 2

Das Ende der Verdrängung
Wie ich zu «Dr. Tod» wurde

Immer wieder werde ich gefragt, weshalb ich mich ausgerechnet auf dem heiklen Gebiet der Sterbehilfe engagiere. Nicht wenige vermuten, der Tod habe mich schon von Kindesbeinen an fasziniert, tatsächlich aber war das Gegenteil der Fall: Über viele Jahre habe ich die Realität des Todes beinahe vollständig verdrängt – wahrscheinlich sogar mehr als die meisten anderen Menschen.

Dies hatte biographische Gründe: Ich war gerade einmal 12 Jahre alt, als sich meine Mutter das Leben nahm. Da sie sich nicht erhängt oder erschossen, sondern mit Hilfe einer Überdosis Tabletten umgebracht hatte, sah es so aus, als würde sie bloß schlafen. Für mich war der Anblick dennoch ein traumatisches Erlebnis: Meine Mutter hatte mich verlassen, und ich konnte einfach nicht verstehen, warum sie das getan hatte.

Bis heute sind mir die genauen Gründe ihres Suizids nicht bekannt. Sehr wahrscheinlich waren sie psychisch bedingt: Die Kriegsgeneration hatte viel ansehen und viel erleben müssen. Der ältere, heiß geliebte Bruder meiner Mutter war aus dem Krieg nicht zurückgekehrt, sie selbst hatte während der Bombardements auf Berlin Todesängste durchlitten und vieles in Kauf genommen, um mich, ihren 1944 in den letzten schwierigen Kriegsmonaten geborenen Sohn, durchzubringen. Natürlich hatte ich als 12-Jähriger noch keine Ahnung von den traumatischen Erfahrungen der Kriegsgeneration. Unbewusst gab ich meinem Vater die Hauptschuld am Tod meiner Mutter, was unser Verhältnis belastete. Wahrscheinlich habe ich ihm Unrecht getan.

Noch heute erinnere ich mich mit Schaudern an das Händeschütteln der kondolierenden Familienmitglieder und Freunde am Grab meiner Mutter. Ich versuchte damals, den Schmerz des Verlustes nicht an mich heranzulassen – und vor allem nicht zu weinen, schließlich wollte ich ja ein «ganzer Mann» sein. Irgendwie gelang es mir tatsächlich, den Tod meiner Mutter zu verdrängen. Ich lebte weiter, als sei nichts geschehen. Erst sehr viel später habe ich das Geschehene verarbeiten können.

«Das erklärt manches!», werden einige von Ihnen nun sicherlich denken. «Im Grunde setzt sich dieser Doktor Arnold nur deshalb so vehement für die Suizidbeihilfe ein, weil er die Verzweiflungstat seiner Mutter rechtfertigen will.» Doch so plausibel diese psychologische Erklärung auch klingen mag, sie entspricht nicht den Tatsachen: *Denn es liegt keineswegs in meinem Interesse, Verzweiflungssuizide wie den meiner Mutter zu rechtfertigen oder zu verharmlosen!* Im Gegenteil: Ich hoffe, mit meinem Engagement für den ärztlich assistierten Suizid ein wenig dazu beitragen zu können, dass es seltener zu solchen Kurzschlussreaktionen kommt, mit denen sich Menschen aus *falschen Gründen* zum *falschen Zeitpunkt* das Leben nehmen (siehe hierzu auch Kapitel 7). Meine Mutter jedenfalls hätte in ihrer Lage eine gute psychologische Betreuung gebraucht, eine solide *Lebens-*, keine *Suizid*assistenz.

Als ich nach dem Abitur mein Medizinstudium aufnahm, habe ich mir über solche Zusammenhänge noch keine Gedanken gemacht. Der Arztberuf faszinierte mich aus mehreren Gründen, *erstens* weil er meinen naturwissenschaftlichen Interessen entgegenkam, *zweitens* weil ich den Wunsch verspürte, anderen Menschen zu helfen, und *drittens*, weil ich davon ausging, dass mir der Arztberuf ein gutes Einkommen und soziales

Prestige bescheren würde. (Es wäre unredlich, dieses Motiv unter den Tisch fallen zu lassen.) Ganz gewiss aber hatte ich bei der Wahl des Arztberufes nicht im Sinn, mit sterbenden Menschen in Kontakt zu kommen! Im Tod konnte ich damals nichts anderes als einen «grausamen Feind» erkennen, von dem ich dachte, dass er mit allen zur Verfügung stehenden medizinischen Waffen niedergerungen werden müsse – eine Haltung, die viele meiner damaligen Kommilitonen teilten.

Umso größer war der Praxisschock, der uns ereilte, als wir im Rahmen des Studiums ein achtwöchiges Praktikum in einem Krankenhaus absolvieren mussten. Ich kann mich noch lebhaft daran erinnern, wie betroffen ich in den ersten Wochen war, dass in dieser Klinik geradezu «routinemäßig» gestorben wurde. Eine Vorbereitung auf diese Erfahrung hatte im Studium nicht stattgefunden. Man warf uns einfach ins kalte Wasser.

Zum Glück gab es auf meiner Station eine erfahrene Krankenschwester, die mich naives Greenhorn und notorischen Todesverdränger nach einigen Tagen «mütterlich» beiseitenahm und mir die wichtigsten Dinge zeigte. Von ihr lernte ich zum Beispiel, wie man einem Verstorbenen den Kiefer festwickelt, damit der Mund nicht offen steht und den Angehörigen ein unwürdiger Anblick erspart bleibt. Dass solche Achtsamkeit leider nicht immer der Fall ist, erfuhr ich viele Jahre später beim Tod meiner Stiefmutter (mein Vater hatte nach dem Suizid meiner Mutter ein zweites Mal geheiratet): Als mein Vater und ich sie in dem kleinen niedersächsischen Krankenhaus, in dem sie gestorben war, noch einmal sehen wollten, hatte man ihr nicht einmal die Augen zugedrückt, was ich schnell nachholte, bevor mein Vater sie in diesem Zustand sehen musste.

In der Zeit meines Praktikums schockierte mich nicht nur, *dass* so viele Menschen in diesem Krankenhaus starben, sondern vor allem, *wie* diese Menschen sterben mussten. Ihre

Unterbringung war absolut deprimierend: Die Menschen starben in gekachelten «Bädern» («... der kommt jetzt ins Bad»), in Abstellkammern oder versteckt hinter mobilen Stellwänden in Mehrbettzimmern – eingegittert, abgeschoben, ruhiggestellt. Besonders belastend war für mich das scheinbar geringe Mitgefühl der meisten Pflegekräfte und Ärzte mit den Sterbenden (dabei war die Personal- und somit Betreuungssituation damals noch nicht annähernd so schlecht wie heute).

Die mangelnde Anteilnahme hatte wohl vor allem eine Selbstschutzfunktion: Man versuchte, den Tod und somit das Leid der Sterbenden zu verdrängen. Dies zeigte auch die bemerkenswert offene Antwort, die der ehemalige Präsident der Bundesärztekammer, Jörg-Dietrich Hoppe, auf die Frage gab, welche Erfahrungen er als junger Arzt mit dem Sterben gemacht habe: «An dem Zimmer der Sterbenden sind wir bei der Visite immer ganz schnell vorübergegangen.»[6] Genauso habe ich es Ende der 60er und Anfang der 70er Jahre auch erlebt.

Trotz der ernüchternden und auch schockierenden Erfahrungen gefiel mir die Arbeit im Krankenhaus doch so gut, dass ich nach der Praktikumszeit viel als Pfleger gearbeitet habe, oft als Nacht- oder Einzelwache. Die unmittelbare Nähe zum Patienten entsprach meinen Vorstellungen, mit Menschen zu arbeiten, Menschen zu helfen; eine Art des zwischenmenschlichen Kontakts, der mir später als Klinikarzt mehr und mehr verlorenging. (Nicht zuletzt auch aus diesem Grund eröffnete ich nach meiner Klinikzeit eine eigene Praxis, die mir wieder den «Luxus» erlaubte, meine Patienten *als Menschen* zu betrachten statt als bloße Behandlungsobjekte).

Während einer dieser Nachtwachen geschah es dann auch zum ersten Mal, dass ein Mensch, für den ich verantwortlich war, starb.

Herr M. war bereits zwei Tage zuvor ins sogenannte «Spritzenzimmer» abgeschoben worden (damals musste man noch Spritzen, sogar Nadeln für die Wiederverwendung reinigen und die Tabletts mit den Spritzen und Medikamenten für den nächsten Tag richten.) Dieser in jeder Hinsicht unschöne, sterile Ort war für Personen vorgesehen, die als «austherapiert» galten und mit deren baldigem Ableben gerechnet wurde. Eben dies traf auf Herrn M. zu: Er litt an einer Rechtsherzschwäche (Cor pulmonale) und einem Lungenemphysem (irreversible Überblähung der Lungenbläschen). Trotz Sauerstoffzufuhr war er tiefblau angelaufen und saß oft auf der Bettkante, um besser atmen zu können.

Der Stationsarzt hatte mich beim Antritt meiner Schicht in seiner wenig einfühlsamen Art vorgewarnt: «Der M. wird wohl heute Nacht den Löffel abgeben!» Ich solle ihn deshalb bloß nicht aus dem Bett klingeln, bei M. sei definitiv nichts mehr zu machen. Seine Tage seien gezählt.

Herr M. tat mir leid, denn es gab offenbar niemanden, der sich um ihn kümmerte. Ich versuchte, ihm in meiner Schicht möglichst oft Gesellschaft zu leisten. Immer wenn ich in dieser Nacht von einem Patienten zurückkehrte («auf die Klingel gegangen war», wie man sagte), machte ich einen Abstecher in das Spritzenzimmer, in dem Herr M. mit dem Tod rang.

Er schien meine Anwesenheit zu schätzen. Trotz seiner Atemnot erzählte er mir aus seinem Leben, unter anderem, dass er früher ein begeisterter Fußballspieler mit einer «Bombenkondition» gewesen sei. Allem Anschein nach beruhigten ihn die Gespräche. Auch mich beruhigten sie irgendwie. Die Situation war völlig anders, als ich mir das Zusammensein mit einem Todgeweihten in seinen letzten Stunden und Minuten vorgestellt hatte.

Während unseres dritten oder vierten Gesprächs in dieser

Nacht wurde ich zu einem anderen Patienten gerufen. Ich sagte Herrn M., dass ich bald wieder nach ihm sehen würde. Er nickte mir zu und versuchte so etwas wie ein Lächeln in sein gequältes Gesicht zu zaubern – ein Anblick, der sich bis heute in mein Gedächtnis eingebrannt hat.

Bei meiner Rückkehr zehn Minuten später vermisste ich schon von weitem seine schweren Atemgeräusche. Ich riss die Tür auf und lief auf das Bett zu. Mein Verdacht bestätigte sich: Herr M. war tot! Ich war zuvor noch nie allein mit einem Toten im Raum gewesen. Ein wenig hatte ich mich vor dieser Situation gefürchtet, doch die Realität war anders, als ich es erwartet hatte. Ich schaute Herrn M. lange an und stellte mit Verwunderung fest, wie friedlich er plötzlich aussah. Sein gequältes, bläulich verfärbtes Gesicht entspannte sich zusehends. Zwar hatte ich zuvor schon von Patienten gehört, dass sie den Tod nicht – wie ich – als «Feind», sondern als «Erlösung» empfanden, aber die Wahrheit dahinter begriff ich erst, als ich diese sonderbar gelösten Gesichtszüge von Herrn M. betrachtete. Wenn es je einen Moment gegeben hat, in dem der Tod für mich seinen Schrecken verlor, dann in dieser Nacht.

Ich habe danach – besonders im Nachtdienst, wenn es ruhiger zuging – viel Zeit an der Seite von Sterbenden verbracht. Wiederholt erfuhr ich dabei, dass Sterben und Tod sehr wohl als «angenehm» oder «beglückend» empfunden werden können, wenn der Patient es «endlich geschafft» hatte. Auch wenn ich nicht ununterbrochen bei jemandem sein konnte, entstand durch das Umsorgen, die Empathie, die bloße Anwesenheit eine Bindung zwischen mir und den Patienten, die nicht nur für sie, sondern auch für mich von großer Bedeutung war.

Während meiner späteren Ausbildung zum Facharzt und der anschließenden Tätigkeit als Klinikarzt hatte ich dann kaum mehr mit Sterbenden zu tun. (In einer urologischen Uniklinik kommt es nur sehr selten zu Todesfällen.) Erst als ich in Berlin meine eigene Praxis gründete, begegneten mir wieder Patienten, deren Lebenszeit sich deutlich dem Ende näherte. In den meisten dieser Fälle war ich allerdings nicht der einzige behandelnde Arzt. Da die Patienten oft «multimorbide» waren, also mehrere Krankheiten gleichzeitig hatten, wurden sie von anderen Ärzten mitbetreut. Dies betraf oft auch die Schmerztherapie – und was mir die Patienten diesbezüglich vom Verhalten einiger Kollegen berichteten, ließ mir zuweilen die Haare zu Berge stehen.

Damals, in den 80er und 90er Jahren, existierte noch ein großes Wissensdefizit im Hinblick auf effektive Schmerzbehandlung und eine angemessene ärztliche Begleitung von Menschen am Lebensende. Häufig habe ich mich über das Verhalten meiner Kollegen geärgert, aber es war nicht allein ihre Schuld: Spezielle Schmerztherapien oder gar Palliativmedizin wie heute gab es noch nicht. Zudem mussten die Ärzte bei der Verordnung von stark wirksamen Medikamenten, meist Morphiumpräparaten, die den Betäubungsmitteln angehörten, höllisch aufpassen. Auf den dafür vorgeschriebenen Rezeptformularen musste alles richtig eingetragen sein. Bei fehlerhafter Ausführung drohten drastische Strafen seitens der Bundesopiumstelle.

Aus diesem Grund besaßen gut 50 Prozent aller niedergelassenen Ärzte keine Betäubungsmittel-Rezeptblocks (es bestand auch die Gefahr des Diebstahls durch Drogenabhängige) und konnten die dringend benötigten Medikamente nicht verschreiben. Außerdem spielten schon damals budgetbedingte Überlegungen eine Rolle. Opiate waren teuer und belasteten den Verschreibungshaushalt des Arztes.[7] Wenn man bedenkt, dass diese

Opiate in der Herstellung nur wenige Cent kosten, ist das ein weiterer Skandal, auf den ich hier jedoch nicht näher eingehen kann (der «medizinisch-industrielle Komplex» wäre zweifellos ein eigenes Buch wert!).[8]

Einige Jahrzehnte zuvor war man im Umgang mit starken Schmerzmitteln nicht so zurückhaltend gewesen, wie mir ältere Kollegen berichteten. Patienten mit schweren Schmerzen bekamen damals, was sie benötigten; da wurde nicht gespart, sondern geklotzt. Ohne Begriffe wie «Palliativmedizin» oder «terminale Sedierung» zu verwenden, machte man, was für die Patienten in ihrer Notlage vernünftig war. Diese Handlungsweise vermisste ich in den 80er und 90er Jahren bei vielen meiner Kollegen.

So wunderbar sich die Fortschritte der Medizin auf die Lebenserwartung der Bevölkerung auch ausgewirkt hatten, die negativen Nebenwirkungen dieser Entwicklung waren doch unübersehbar: Durch die allmählich sich durchsetzende technokratische Sichtweise der Medizin geriet der betroffene Mensch mehr und mehr in den Hintergrund. Seine Wünsche und Rechte wurden vernachlässigt, dafür aber die Möglichkeiten der Intensivmedizin bis zum bitteren Ende ausgeschöpft. Letztlich hat dies die Medizin in eine reichlich absurde Situation gebracht: *Nicht der Patient konnte nicht loslassen, sondern sein Arzt!* Ein verstorbener Patient wirkte auf viele Kollegen beinahe wie eine Bankrotterklärung.[9]

1984 – ich praktizierte damals vier Jahre in eigener Praxis – erschütterte ein ganz besonderer Sterbehilfefall die Nation: Professor Julius Hackethal hatte einer schwerstkranken, im Gesicht furchtbar entstellten Frau ein Mittel überlassen, mit dem sie ihrem Leben und damit auch ihrem Leiden ein Ende bereiten konnte. Insgeheim hatte es solche Fälle in der Vergangenheit natürlich immer gegeben – unter der Hand, in der berühmten «Grauzone». Doch Hackethal hatte den Tabubruch gewagt und die Medien über den Fall unterrichtet. Die Reaktionen kamen nicht unerwartet: Der ohnehin als rebellisch bekannte Mediziner wurde von Vertretern der Kirchen, der Politik, der Medien, nicht zuletzt auch von der «verfassten Ärzteschaft» (den Ärztekammern) auf das Heftigste angegriffen und persönlich verunglimpft.

Allerdings: Der Versuch, Hackethal mit juristischen Mitteln beizukommen, scheiterte auf ganzer Linie. Schon damals nämlich galt: *Da der Suizid nicht strafbar ist, kann auch die Beihilfe zum Suizid nicht strafbar sein.* Klugerweise hatte Hackethal auch alle nötigen Sicherheitsvorkehrungen getroffen: Er hatte sowohl die Urteilsfähigkeit als auch den klaren Sterbewunsch seiner Patientin dokumentiert. Zudem hatte Hackethal rechtzeitig, das heißt, bevor seine Patientin das tödliche Mittel einnahm, den Raum verlassen, sodass man ihn nicht wegen «unterlassener Hilfeleistung» belangen konnte.

In dem anschließenden Gerichtsverfahren erkannten die Richter die freie Willensentscheidung der Patientin an, die letztlich höher zu gewichten sei als die ärztliche Pflicht zur Erhaltung des Lebens – ein wichtiger Schritt hin zur Stärkung der *Patientenautonomie,* die 25 Jahre später bei der Gesetzgebung zur Patientenverfügung nur noch von unverbesserlichen Hardlinern aus den Reihen der Kirchen, der Politik und der Ärzteschaft in Frage gestellt wurde.

Ich verfolgte den Skandal um Hackethal in den 80er Jahren mit Interesse, aber durchaus distanziert. So sehr ich Hackethals Mut bewunderte und so sehr ich auch nachvollziehen konnte, warum er seiner Patientin geholfen hatte, ihren Sterbewunsch zu erfüllen, so wenig konnte ich es mir für mich selbst vorstellen, bei einem Suizid zu assistieren. Dies lag nicht zuletzt an dem Mittel, das Hackethal seiner Patientin überlassen hatte, denn die Einnahme von Zyankali führt mit Sicherheit nicht zu einem sanften, schmerzfreien, humanen Tod!

Daher lief mir auch immer ein leichter Schauer über den Rücken, wenn ich die Volksschauspielerin und mutige Politaktivistin Inge Meysel, eine der großen Vorkämpferinnen des selbstbestimmten Lebens und Sterbens, im Fernsehen oder Radio darüber sprechen hörte, dass sie ihre Zyankalikapsel stets mit sich herumtrage. (Zum Glück kam Inge Meysel am Ende nicht in die Verlegenheit, diese Kapsel schlucken zu müssen: 2004 starb sie in ihrem Haus an Herzstillstand, wenige Monate zuvor hatte sie noch im Fernsehen die wehrhafte Greisin «Oma Kampnagel» verkörpert.)

Auch wenn ich selbst in den 80er Jahren noch nicht bereit war, sterbewillige Patienten bei einem Suizid zu begleiten, mehrten sich die Fälle, die mich an dieser Haltung zweifeln ließen. Eines dieser dramatischen Ereignisse ist mir besonders gut in Erinnerung geblieben.

An einem Freitagabend wurde ich von der verzweifelten Frau eines schwerst krebskranken Mannes angerufen. Ihr Mann sei «austherapiert» aus dem Krankenhaus entlassen worden, habe zwar Schmerzmittel, wimmere aber nur noch und schreie zeitweilig vor Schmerzen. Obwohl eigentlich «nicht zuständig» (der Mann war keiner meiner Patienten, seine Frau hatte meine Nummer über eine Bekannte erfahren), entschloss ich mich zu einem sofortigen Besuch.

Mich erwartete ein schlimmes Bild: Herr P. hatte lokale Metastasen an Haut, Knochen, Schädel und stöhnte vor Schmerzen. Er wolle mit meiner Hilfe ganz schnell sterben – das waren die ersten Worte, die er an mich richtete. Nachdem ich ihm und seiner Frau vermittelt hatte, dass dies einem deutschen Arzt verwehrt sei und ich ihm nur palliativ helfen könne, spritzte ich Morphium und Valium intravenös, was zu sofortiger tiefer Sedierung, also Beruhigung und Tiefschlaf, führte. Ich hoffte, ihm damit für eine gewisse Zeit Linderung verschafft zu haben; am anderen Tag, so meinte ich, könne man dann weitersehen.

Doch schon wenige Stunden später, am frühen Samstagmorgen, kam der nächste verzweifelte Anruf: Es sei alles wieder wie zuvor, berichtete mir die Frau des Patienten. Ich versuchte daraufhin, Kontakt zu einem mir bekannten Arzt aufzunehmen, der eine renommierte Palliativabteilung leitete und die Palliativmedizin mehrfach als das «Allheilmittel» gepriesen hatte, um «am Lebensende erträglich sterben zu können».

Nach mehrfachen Anrufen und Rückrufversprechungen dauerte es zweieinhalb Stunden, bis ich endlich die diensthabende Oberärztin ans Telefon bekam. Dank meines Arztbonus, vor allem auch dank meiner persönlichen Bekanntschaft mit dem Chefarzt, gelang es mir, die Oberärztin davon zu überzeugen, Herrn P. noch am gleichen Tag auf die Palliativstation aufzunehmen. Damit war für mich der Fall abgeschlossen und ich war überzeugt, alles Menschenmögliche getan zu haben, um Herrn P. in seiner schlimmen Lage zu helfen.

Doch leider war dies nicht der Fall: Die Familie berichtete mir später, dass es vor Ort noch einmal Stunden gedauert habe, bis sich die Ärzte mit dem schwerstleidenden Mann überhaupt beschäftigten. Die Schmerzen seien allerdings auch im Zuge der Behandlung kaum zurückgegangen. (Damals wusste ich noch nicht, dass palliativmedizinische Maßnahmen bei mindestens fünf, vielleicht sogar zwanzig Prozent der Patienten nicht zur gewünschten Schmerzlinderung führen – es sei denn, man versetzt sie in permanenten Tiefschlaf, was jedoch bedeutet, dass man sie Tage oder Wochen vor ihrem biologischen Tod bereits sozial sterben lässt, da man mit einem terminal sedierten komatösen Menschen ebenso wenig kommunizieren kann wie mit einem Toten.)

Nach einer Woche mehr oder weniger erfolgloser Therapie wurde Herr P. aus der Palliativstation entlassen. Wenige Tage später starb er, zwar palliativmedizinisch bestens betreut, aber dennoch unter großen Qualen. Seine Frau machte mir deswegen schwere Vorwürfe. Zwar war sie mir dankbar dafür, dass ich mich für ihren Mann eingesetzt hatte, aber es war ihr absolut unbegreiflich, warum ich mich geweigert hatte, ihm «aktiver» beim Sterben zu helfen. Hatte ihr Mann denn nicht ebenso das Recht auf einen würdevollen Tod, wie wir ihn für unsere Haustiere vorsehen, die in qualvollen, aussichtslosen Situationen auf sanfte Weise eingeschläfert werden?

Noch einmal versuchte ich Frau P. begreiflich zu machen, dass «Töten auf Verlangen» in Deutschland verboten sei und mit langjährigen Haftstrafen geahndet werde. Doch das ließ sie nicht gelten: Hätte ich ihr das Morphium überlassen, erklärte Frau P., hätte sie selbst ihrem Mann die tödliche Dosis verabreicht. Um ihrem Mann die schrecklichen letzten Tage zu ersparen, wäre sie aufrechten Hauptes ins Gefängnis gegangen.

Nach dem Gespräch mit Frau P. plagten mich fürchterliche Gewissensbisse. Zwar hatte ich mir in professioneller Hinsicht nichts vorzuwerfen, da mein Verhalten absolut im Einklang mit den Gesetzen und der ärztlichen Berufsordnung gestanden hatte. Aber mir war doch schmerzlich bewusst geworden, dass ich Herrn P. und seine Frau über einen anderen, zwar hochgradig umstrittenen, aber wie der Fall Hackethal gezeigt hatte, durchaus *legalen Weg der Sterbehilfe* nicht aufgeklärt hatte:

den assistierten Suizid. Sicher, rechtlich war ich nicht dazu verpflichtet, Herrn P. über diese Option zu informieren, aber war es wirklich richtig gewesen, ihn über diese Möglichkeit in Unkenntnis zu lassen? Was würde ich selbst in vergleichbarer Lage von einem guten, einem mutigen, einem ethisch denkenden Arzt erwarten?

Diese Fragen ließen mich nicht mehr los. *Ich konnte das Leid einfach nicht weiter verdrängen, das Patienten wie Herrn P. Tag für Tag zugemutet wird – nur weil ihre Ärzte zu feige sind, ihren Ruf aufs Spiel zu setzen, wenn sie mit etwas so «Anrüchigem» wie Suizid in Verbindung gebracht werden könnten!* Kurzerhand nahm ich Kontakt zur *Deutschen Gesellschaft für Humanes Sterben* (DGHS) auf, die bereits 1980 gegründet worden war.

Über die DGHS, die keine Sterbehilfe-, sondern eine Bürgerrechtsorganisation ist, lernte ich später Sterbehelfer aus der Schweiz, Holland und den USA kennen. Dabei wurde mir schnell klar, dass es keinen vernünftigen Grund gab, sterbewilligen Patienten Zyankalikapseln in die Hand zu drücken. Der niederländische Anästhesist Pieter Admiraal hatte bereits 1980 ein Buch veröffentlicht, in dem detailliert beschrieben wurde, wie Patienten zu einem sanften, selbstbestimmten Tod finden können.[10] Zudem stellte ich fest, dass die Schweizer Organisation EXIT (gegründet 1982) bei ihren ersten Freitodbegleitungen (ab 1985) eine Rezeptur von Medikamenten eingesetzt hatte, die man auch in Deutschland hätte verwenden können, ohne gegen das Betäubungsmittelgesetz zu verstoßen.

Dies gilt bedauerlicherweise nicht für das Mittel, das EXIT seit Anfang der 90er Jahre nutzt: Das einfachere, besonders rasch, sanft und zuverlässig wirkende *Natrium-Pentobarbital* – kurz: *NaP* – darf in Deutschland von einem Humanmediziner nicht verschrieben werden. In der Veterinärmedizin hingegen findet das 1915 von Bayer entwickelte Medikament heute häufig

Verwendung, nämlich wenn Haus- oder Nutztiere sanft und schmerzfrei eingeschläfert werden sollen. Dem lieben «Bello» geht es in dieser Hinsicht besser als seinem Herrchen.

Als ich mich Anfang der 90er Jahre nach den Möglichkeiten einer humanen Sterbehilfe erkundigte, hatte ich keineswegs im Sinn, auf diesem Gebiet besonders aktiv zu werden; ich wollte nur für den Notfall gewappnet sein. Das heißt: Ich wollte Patienten, denen es ähnlich ging wie dem armen Herrn P., eine zusätzliche Option anbieten können. Doch mit *einem* hatte ich nicht gerechnet, nämlich damit, dass sich das Interesse eines praktizierenden Arztes an Sterbehilfe bald herumsprechen würde. Und so dauerte es nicht lange, bis sich jemand bei mir meldete, der sich danach erkundigte, ob ich ihm helfen würde, selbstbestimmt aus dem Leben zu scheiden.

Herr D. kam in seinem Elektro-Rollstuhl in meine Praxis gefahren und bat mich ganz offen um Assistenz bei seinem Suizid. Als junger Mann hatte er durch einen Unfall das rechte Bein verloren, war aber ungeachtet dieses Handicaps bis in die Vorstandsetage einer Großbank aufgestiegen. Kurz nach seinem Eintritt in den Ruhestand hatte D. einen Schlaganfall erlitten, was wohl auf erblich bedingten Bluthochdruck, auf den Dauerstress im Beruf, aber auch auf sein starkes Übergewicht und seinen nicht minder starken Tabakkonsum zurückzuführen war. Seit dem Schlaganfall war seine linke Körperhälfte gelähmt (tragischerweise die Seite mit dem noch vorhandenen Bein). Herr D. konnte zwar noch allein essen und trinken, rauchen und den Rollstuhl bedienen, allerdings hatte ihm sein Arzt wegen seines schlechten Gefäßsystems einen baldigen zweiten Schlaganfall vorhergesagt; er spürte auch schon die Vorzeichen.

Die Vorstellung, nach einem zweiten Schlaganfall vollkommen pflegebedürftig und abhängig von der Hilfe anderer Menschen zu sein, war für Herrn D. unerträglich. Pflegeheime hatte er in den letzten Jahren zur Genüge kennengelernt. Immer wenn seine Frau eine Auszeit nehmen musste oder krank war, ging er vorübergehend in eine entsprechende Einrichtung, wobei Herr D. sich dank seines Vermögens stets das Beste vom Besten aussuchen konnte. Dennoch hatte ihn das, was er in den Pflegeheimen erlebte, davon überzeugt, auf keinen Fall als reiner Pflegefall enden zu wollen. Er sei immer ein «Macher» gewesen, habe in seinem Berufsleben stets eigenständige Entscheidungen treffen können und wolle nun auch über sein Lebensende selbst bestimmen.

Auf meine Frage, ob seine Angehörigen von seiner Entscheidung wüssten, erklärte mir Herr D., dass er seine Frau in seine Pläne eingeweiht habe. Sie könne sein Vorhaben als überzeugte Christin zwar nicht unterstützen, wisse aber, dass er sich keineswegs leichtfertig dazu entschlossen habe, sein Leben zu beenden. Er sei nicht depressiv, nicht psychisch krank, sondern voll verantwortlich und urteilsfähig. Sein Entschluss sei reiflich überlegt, und er werde ihn entweder *mit* oder *ohne meine Hilfe* in die Tat umsetzen. Notfalls werde er sich mit seinem elektrischen Rollstuhl auf ein Eisenbahngleis rollen, da ihm aufgrund seiner Behinderung nur wenige andere Möglichkeiten des Freitods offenstünden, er hoffe aber sehr, dass er mit meiner Unterstützung auf eine so harte und grausame Methode verzichten könne.

Was Herr D. da von mir erwartete, brachte mich an meine Grenzen. Auf einen solchen Fall war ich nicht vorbereitet. Nachdem ich mit ihm seine Krankheitsgeschichte noch einmal durchgegangen war, bat ich ihn um einige Tage Bedenkzeit und rang ihm das Versprechen ab, in der Zwischenzeit «keinen

Unsinn anzustellen». Im Gegenzug versprach ich, mich ganz sicher noch im Laufe der Woche zu melden und ihm meine Entscheidung mitzuteilen.

In der darauffolgenden Nacht machte ich kein Auge zu. Der Fall von Herrn D. war völlig anders gelagert als die Leidensgeschichte von Herrn P., die mich dazu gebracht hatte, mich mit den Methoden der humanen Sterbehilfe zu beschäftigen. Herr D. befand sich nicht im Endstadium einer Krebserkrankung, er litt nicht unter unerträglichen Schmerzen, sein Zustand war auch kaum zu vergleichen mit dem eines Patienten mit fortgeschrittener ALS.

Gewiss war es für einen früher so aktiven Menschen wie Herrn D. in höchstem Maße unangenehm, im Rollstuhl zu sitzen und nur noch einen Arm bewegen zu können. Aber war das schon ein vernünftiger Grund, sich umzubringen? Andererseits: Wie würde ich mich entscheiden, wenn ich nach einem erfüllten Leben nur noch auf den nächsten Schlaganfall warten würde, der mich mit großer Wahrscheinlichkeit zu einem vollständigen Pflegefall machte?

Mir war natürlich klar, dass ich nicht das Recht hatte zu beurteilen, unter welchen Bedingungen Herr D. sein eigenes Leben als lebenswert betrachtete. Doch als Arzt, der um Hilfe gebeten wurde, hatte ich sehr wohl das Recht, ja die Pflicht, nach allen Seiten zu überprüfen, ob ich es vor *meinem eigenen Gewissen* verantworten konnte, Herrn D. bei seinem Vorhaben zu unterstützen oder ihm diese Hilfe zu verweigern.

Die nächsten Abende verbrachte ich mit der Lektüre von Büchern zum Thema «Suizid», die ich mir in den letzten Jahren zugelegt hatte. In der Literatur wurden Fälle wie die des Herrn D. als «Bilanzsuizide» beschrieben. Es war offensichtlich, dass Herr D. sich nicht aus einer akuten Verzweiflungssituation heraus zum Suizid entschlossen hatte, sondern dass dieser Entschluss über Monate, wenn nicht sogar über Jahre gereift war. Seine Entscheidung entsprach auch zweifellos rationalen Kriterien: Herr D. hatte sein Leben gelebt, mit einer Verbesserung seiner Lebenssituation war von nun an nicht mehr zu rechnen, sondern mit dem Gegenteil: mit völliger Bettlägerigkeit und Pflegebedürftigkeit.

Welche ethischen Argumente sprachen nun *für* und welche *gegen* die Suizidassistenz im Fall von Herrn D.? Nachdem ich die verschiedenen Argumente mehrfach gegeneinander abgewogen hatte, kam ich zu dem Schluss, dass es ethisch sehr viel eher zu vertreten sei, Herrn D. bei der Verwirklichung seiner rationalen Suizidentscheidung zu unterstützen, als diese Hilfeleistung zu verweigern und ihn dadurch zu zwingen, auf eigene Faust eine riskante, unsichere und möglicherweise für Unbeteiligte traumatisierende Suizidvariante zu wählen. Wie auch hätte ich es vor mir selbst rechtfertigen können, wenn Herr D. sich tatsächlich vor einen Zug geworfen hätte oder nach einem gescheiterten Versuch mit Tabletten mit schweren Hirnschäden in ein Krankenhaus eingeliefert worden wäre?

Ich rief Herrn D. an und sagte ihm, dass ich ihm helfen würde, sofern er noch immer sicher sei, sein Leben beenden zu wollen. Wie ich es erwartet hatte, war Herr D. erfreut und ohne jeglichen Zweifel von der Richtigkeit seiner Entscheidung überzeugt. Wir trafen uns am folgenden Abend, um die *schwierigen Details* zu besprechen, die bei der Durchführung seines Suizids zu berücksichtigen waren.

Warum «schwierige Details»? Nun, Mitte der 90er Jahre war die Situation für Sterbehelfer noch um einiges komplizierter, denn damals gab es noch keine gesetzlich verankerte Patientenverfügung, und das Recht des Einzelnen auf einen selbstbestimmten Tod war gesellschaftlich weit weniger akzeptiert als heute. Zudem galt die «Garantenpflicht» des Arztes, die vermeintliche Pflicht, alles zu tun, um das Leben des Patienten auch gegen dessen Willen zu retten, noch immer als ein juristisches und standesrechtliches Grunddogma, das – trotz der Causa Hackethal – niemand ernsthaft in Frage stellte.

Dies alles machte die Planung eines assistierten Suizids zu einem konspirativen Akt. So durfte niemand davon erfahren, dass Herr D. ernsthaft vorhatte, sich in der nächsten Woche das Leben zu nehmen. Denn wäre dies publik geworden, hätte die große Gefahr bestanden, dass er zwangsweise in die Psychiatrie eingeliefert worden wäre. Wegen des Zwangs zur Geheimhaltung musste auch der Ort des Geschehens sorgsam gewählt werden. Zum einen musste sichergestellt sein, dass Herr D. die Medikamente ungestört einnehmen konnte und einige Stunden nach seinem Tod gefunden wurde. Zum anderen mussten die örtlichen Gegebenheiten so sein, dass ich unauffällig ein- und ausgehen konnte. Denn ich hatte kein Interesse daran, zu einem «zweiten Hackethal» zu werden, der mehr Zeit vor Gericht als mit seinen Patienten verbrächte.

Aus verschiedenen Gründen war ein Suizid in der Wohnung von Herrn D. nicht möglich. Er schlug ein großes, hinreichend anonymes Vier-Sterne-Hotel in Berlin vor. Dort wolle er sich ein Zimmer mieten und auf mich warten. Mir behagte die Idee eines Suizids im Hotelzimmer überhaupt nicht, aber eine bessere Lösung fiel mir auf die Schnelle nicht ein. Und so erhielt ich eine Woche später einen Anruf von Herrn D., in dem er mir mitteilte, er habe soeben eingecheckt und erwarte mich abends im Zimmer 534.

Als ich an diesem Abend um 19.55 Uhr die Hotellobby betrat, hatte ich das Gefühl, mich in einem schlechten Agentenfilm zu befinden. Mein Herz schlug bis zum Anschlag, als ich mich so unauffällig wie möglich durch die Menschenmenge zum Fahrstuhl bewegte, hoch in den fünften Stock fuhr und an die Tür von Zimmer 534 klopfte. Im Gegensatz zu mir wirkte Herr D. äußerst entspannt: «Aber Herr Arnold», sagte er lächelnd, «Sie sind ja leichenblass! Trinken Sie erst einmal einen Schluck Whiskey, dann geht's ihnen besser!»

Normalerweise mache ich mir nichts aus Alkohol, schon gar nicht aus härteren Sachen. Aber der Whiskey, den mir Herr D. in aller Seelenruhe mit seiner noch funktionierenden Hand einschenkte, half tatsächlich: Langsam senkte sich mein Puls, und ich konnte die Dinge wieder klarer sehen.

Auf dem Tisch, an dem wir saßen, standen die Reste des Essens, das sich Herr D. aufs Zimmer bestellt hatte, Wildragout mit Preiselbeeren und Spätzle, seine «Henkersmahlzeit», wie er sagte. Ich zog aus meiner Jackentasche einen Beutel mit dem Medikamentenmix, den ich in der Praxis vorbereitet hatte, und verrührte ihn in einem Glas Orangensaft. Danach stellte ich das Glas ins Bad, wo Herr D. es austrinken und gleich danach ausspülen sollte. Auf diese Weise würde der Amtsarzt, wie ich annahm, nicht einmal auf den Gedanken kommen, dass es sich um einen Suizid gehandelt hatte. Wahrscheinlich würde er angesichts des schlechten Gesundheitszustands von Herrn D. einen natürlichen Tod – Herzversagen – feststellen und in die Papiere eintragen.

Ich fragte Herrn D. ein letztes Mal, ob er sein Leben wirklich beenden wolle, noch sei ja Zeit, es sich anders zu überlegen. Aber Herr D. winkte ab. Ab einem gewissen Punkt, meinte er, sei das Leben eine größere Bedrohung als der Tod, und er habe diesen Punkt längst überschritten. Er dankte mir dafür, dass ich ihm geholfen hätte, seinen sehnlichsten Wunsch erfüllen zu können. Ich solle mir keine Sorgen machen, den Rest werde er schon alleine hinbekommen.

Zum Abschied gaben wir uns kurz die Hand. Ich schloss die Zimmertür und bemühte mich, den Ort des Geschehens rasch und unauffällig wieder zu verlassen. Auf der Straße angekommen, schaute ich auf die Uhr: Es war kurz nach halb neun. In einer Viertelstunde würde Herr D. noch einmal den Zimmerservice rufen, um das Geschirr abräumen zu lassen. Erst danach würde er das tödliche Getränk zu sich nehmen. Auf diese Weise würde es einen klaren Beleg dafür geben, dass Herr D. noch am Leben war, als ich das Hotel verlassen hatte (falls ich zufälligerweise doch beobachtet worden war). Für den Notfall hatte mir Herr D. außerdem noch ein Papier überlassen, in dem er darlegte, warum er sich zum Suizid entschlossen hatte. Mit diesen Vorsichtsmaßnahmen gewappnet, glaubte ich, auf der sicheren Seite zu sein. Ich warf einen letzten Blick auf das hell erleuchtete Fenster im fünften Stock, hinter dem Herr D. in Kürze sein Leben beenden würde, stieg ins Taxi und fuhr nach Hause.

Dies war mein erster assistierter Suizid. Trotz der nervlichen Belastung war am Ende alles so verlaufen, wie Herr D., der «Macher», es sich vorgestellt hatte. Ich war erleichtert, und doch beschlich mich ein ungutes Gefühl: Denn ich empfand es als schäbig, dass ich Herrn D. wegen der «Garantenpflicht» hatte verlassen müssen, bevor er die Medikamente zu sich nahm. Und überhaupt störte mich, dass die Prozedur unter solch konspirativen Umständen stattfinden musste, dass ich dazu gezwungen war, mich wie ein Dieb ins Hotel hinein- und wieder hinauszuschleichen, als hätte ich etwas Ehrenrühriges oder gar Kriminelles getan.

Ich fragte mich, ob diese Geheimnistuerei wirklich sein musste. Unter den gegebenen Bedingungen zweifellos. Doch könnte sich die Gesellschaft nicht so weiterentwickeln, dass sie sehr viel offener mit den Selbstbestimmungsrechten der Menschen am Lebensende umgeht? Ich nahm mir vor, mich dafür zu engagieren. Allerdings war ich in den folgenden Jahren durch die Praxis sowie meine Tätigkeiten als Sportarzt und Betriebsmediziner so stark eingebunden, dass es vorerst bei dem Vorsatz blieb. Zwar führte ich hin und wieder in Zusammenarbeit mit der Berliner Psychologin Gita Neumann, die bereits 1989 ein Team zur Sterbebegleitung aufgebaut hatte,[11] Suizidassistenzen durch, aber dies blieb lokal beschränkt und zog keine weiteren Kreise.

Um meinen 60. Geburtstag herum (2004) wurde ich in Sachen Sterbehilfe wieder stärker aktiv. Dies hing nicht nur damit zusammen, dass ich vier Jahre zuvor meine Praxis aufgegeben hatte und der runde Geburtstag mich vielleicht auch an meine eigene Endlichkeit erinnerte. Vor allem hatte ich den Eindruck gewonnen, dass die Zeit reif sei, offensiver für das Recht auf Selbstbestimmung am Lebensende einzutreten. Denn 1998 war mit *Dignitas* eine zweite Sterbehilfeorganisation in der Schweiz entstanden, die die Debatte um den begleiteten Suizid auch in Deutschland nachhaltig veränderte. Warum? Weil Dignitas (im Unterschied zu EXIT) Freitodbegleitungen nicht allein für Schweizer, sondern für sterbewillige Menschen aus aller Welt anbot und anbietet – ein Umstand, der nach einem ersten Bericht des *Spiegel* im Dezember 2000 international für Aufsehen sorgte.[12]

Plötzlich gab es eine Organisation, an die sich schwerstleidende Menschen aus allen Ländern der Welt wenden konnten – und tatsächlich haben von 1999 bis 2013 Menschen aus 40 verschiedenen Nationen (von Australien bis Schweden, von Simbabwe bis Uruguay) Freitodbegleitungen von Dignitas in Anspruch genommen. Die absolute Mehrheit stellen die Deutschen mit 56,15 Prozent aller Freitodbegleitungen, vor den

Briten (16,31) und Franzosen (10,63), die Schweizer Inländer stehen mit 10,03 Prozent auf Platz 4.[13]

Hinter dieser Öffnung des Hilfsangebots für Ausländer stand und steht keine «clevere Geschäftsidee», sondern ein hochambitioniertes politisches Ziel, nämlich das «letzte Menschenrecht», das Recht auf einen selbstbestimmten Tod, international durchzusetzen. Ludwig A. Minelli, dem Gründer und Generalsekretär von Dignitas, war von Anfang an bewusst, «dass eine Wanderung in die Schweiz zum Zwecke des assistierten Suizids in den Herkunftsländern Dinge bewegen kann.»[14] Seinen Gegnern, die sich über den «Sterbetourismus» in die Schweiz echauffierten, begegnete er geschickt mit dem Hinweis, dass sich hinter diesem «Sterbetourismus» in Wahrheit ein «Freiheitstourismus» verberge.[15] Menschen, die die Freiheit zu einem sicheren Suizid in Anspruch nehmen wollten, hätten nun einmal keine andere Wahl, als vor den illiberalen Gesetzen ihrer Heimatländer in die Schweiz zu Dignitas zu fliehen.

Wie man sich vorstellen kann, ist Minelli mit Argumenten wie diesem bei konservativen Verwaltungsbeamten, Politikern, Ärztefunktionären und Kirchenvertretern immer wieder angeeckt. Doch in der schweizerischen Bevölkerung stieß der renommierte Menschenrechtsanwalt, der 1978 die *Schweizerische Gesellschaft für die Europäische Menschenrechtskonvention* gegründet und entscheidend zum «humanen Strafvollzug» in der Schweiz beigetragen hatte,[16] auf breite Unterstützung. Dies zeigte sich unter anderem im Dezember 2011, als evangelikale Freikirchler im Kanton Zürich mit einem Volksentscheid das Ende der Suizidbeihilfe oder zumindest des «Sterbetourismus» erzwingen wollten: Damals stimmten 84,48 Prozent der Bürgerinnen und Bürger gegen ein Verbot der Freitodbegleitungen und 78,41 Prozent gegen ein Verbot der Suizidassistenz für Ausländer.[17]

2005 überzeugte mich Rechtsanwalt Minelli, als ehrenamtlicher zweiter Vorsitzender am Aufbau von *Dignitas Deutschland* mitzuarbeiten (wegen eines Namensrechtsstreits trat der Verein zeitweise auch unter dem Namen *Dignitate Deutschland* auf). Wir hatten damit gerechnet, dass dieser Schritt auf großes öffentliches Interesse stoßen würde, doch die Reaktionen, die dann tatsächlich auf die Vereinsgründung im September 2005 erfolgten, übertrafen all unsere Erwartungen. Wie groß der Wirbel war, den Dignitas Deutschland auslöste, lässt sich daran ermessen, dass die Bundesländer Saarland, Hessen und Thüringen schon ein halbes Jahr später, im März 2006, einen Gesetzentwurf in den Bundesrat einbrachten, mit dem die «geschäftsmäßige Förderung der Selbsttötung» unter Strafe gestellt werden sollte.

Wir reagierten auf diese Verbotsbestrebung im April 2006 mit einem ausführlichen Kommentar, der aufzeigte, dass der Entwurf sowohl dem Grundgesetz als auch der Europäischen Menschenrechtskonvention widerspreche, da er die Selbstbestimmungsrechte des Individuums missachte.[18] Schließlich wurde der Gesetzentwurf – ebenso wie die Alternativanträge von Bayern und Baden-Württemberg – vom Innenausschuss abgelehnt. Ähnliche Verbotsbestrebungen des Bundeskabinetts scheiterten 2008 und 2012. Im Januar 2014 brachte der frisch ernannte Bundesgesundheitsminister Hermann Gröhe abermals den Vorschlag auf, die Suizidbegleitung in Deutschland zu verbieten, was in den Parteien derzeit heiß diskutiert wird und auch ein Anlass zur Entstehung des vorliegenden Buchs gewesen ist.

Durch die Gründung von *Dignitas Deutschland* stand ich 2006 mit einem Schlag im Licht der Öffentlichkeit. Immerhin war ich nicht nur (neben Minelli) der verantwortliche Repräsentant des so heftig umstrittenen neuen Vereins, sondern auch der einzige Arzt, der sich zum damaligen Zeitpunkt öffentlich dazu bekannte, Suizidbegleitungen auf deutschem Boden durchzuführen. (Julius Hackethal war schon 1997 gestorben, von dem Neurologen Johann F. Spittler[19] wusste man zwar, dass er psychiatrische Gutachten für Dignitas erstellte, allerdings gab er erst später bekannt, Suizidassistenzen in Deutschland durchzuführen.) In den Medien mehrten sich nun Berichte, in denen ich als «Dr. Tod» oder gar als «Dr. Selbstmord» bezeichnet wurde, was besonders infam ist, da Menschen, die ihr Leben nach gründlicher Abwägung sämtlicher Alternativen selbst beenden, nun einmal keinen «Mord» begehen (siehe hierzu auch die Darlegungen in Kapitel 7).

Infolge der ausführlichen Berichterstattung der Medien mehrten sich 2006/2007 die Anfragen von schwerstleidenden Menschen, die sich von mir die Gewährleistung einer «Letzten Hilfe» erhofften. Gleichzeitig häuften sich die Angriffe der Sterbehilfegegner, insbesondere aus den Reihen der sogenannten «Lebensschützer», die mitunter auch vor anonymen Morddrohungen nicht zurückschreckten (was paradox klingt, aber innerhalb der verqueren Weltsicht dieser «Lebensschützer» sogar konsequent ist).

Auf den entsprechenden Internetseiten dieser Propagandagruppen wurde nun immer häufiger dazu aufgerufen, mir «das Handwerk zu legen», wobei die Websitebetreiber als «besondere Dienstleistung» nicht nur Interviews mit mir veröffentlichten, sondern auch meine Kontaktdaten (Postadresse und Telefonnummer). Besonders tat sich hierbei die Website *www.babycaust.de* («die Website, die Unrecht beim Namen nennt») hervor, bei der es sich mir bis zum heutigen Tage nicht erschlossen hat, warum es nicht dem Tatbestand der Volksverhetzung entspricht, wenn die Ermordung jüdischer Männer, Frauen und Kinder («Holocaust») mit der Entfernung empfindungsloser Embryonen beim Schwangerschaftsabbruch

(«Babycaust») gleichgesetzt wird! Gibt es eine perfidere Weise, das Leid der Opfer des Nationalsozialismus zu bagatellisieren?

Wie dem auch sei: Mir war klar, dass es nur eine Frage der Zeit sein konnte, bis die entsprechenden Interessengruppen («Lebensschützer», Kirchenvertreter, konservative Politiker oder Ärztekammerfunktionäre) versuchen würden, mir auf juristischem Wege «das Handwerk zu legen.» Im Juni 2007, nach einem Interview mit der taz,[20] war es so weit: Der damalige Präsident der Bundesärztekammer, Jörg-Dietrich Hoppe, der stellvertretende Vorsitzende der CDU/CSU-Bundestagsfraktion, Wolfgang Zöller, die ehemalige Justizministerin Herta Däubler-Gmelin (SPD), der Grünen-Bundestagsabgeordnete Josef Winkler (ab 2008 bezeichnenderweise auch Mitglied im *Zentralkomitee der deutschen Katholiken*) sowie die christlich-fundamentalistischen Betreiber der «Babycaust»-Website (wahrlich eine denkwürdige Koalition!) erstatteten Strafanzeige gegen mich wegen «Mordes» bzw. «Tötung auf Verlangen» und «unterlassener Hilfeleistung». Auslöser der Strafanzeige war ein dramatischer Fall, von dem ich in dem erwähnten *taz*-Interview berichtet hatte.

Es war der Fall von Frau G., die Unglaubliches hatte durchmachen müssen. Ihr Unterleib war vom Krebs zerfressen; Blase, Gebärmutter, Scheide und ein Teil des Darms waren operativ entfernt worden. Ein großer Krater klaffte nun dort, wo einmal ihr Unterleib gewesen war, mehr schlecht als recht mit einer großen Vorlage abgedeckt. Beide Nieren waren nach außen mit Schläuchen abgeleitet (Nierenfistelkatheter). Der Darm war ebenfalls, über ein Stoma (künstlicher Darmausgang), abgeleitet.

Mit all diesen Schrecken hatte sich Frau G. mit bewundernswerter Tapferkeit abgefunden, doch dann geschah etwas, mit dem sie sich einfach nicht mehr abfinden konnte und wollte: Der Stuhl kam ihr plötzlich aus dem Mund heraus, das heißt: Sie erbrach ihren Kot, was man in der Fachsprache sinnigerweise als «Miserere» (wörtlich: «Erbarme dich») bezeichnet. Noch eine «entlastende Operation» wollte sie nicht mehr, wenn sie denn überhaupt möglich gewesen wäre. Sie hatte genug; es reichte ihr.

Die Patientin hatte eine infauste Diagnose, das heißt: es war offensichtlich, dass sie nur noch wenige Wochen zu leben hatte. Frau G. fragte mich, was sie unternehmen könne, um ihrem Elend ein Ende zu bereiten. Da ihr der behandelnde Onkologe eine Morphiumpumpe zur Bekämpfung der Schmerzen verschrieben hatte, erklärte ich ihr, was sie tun könne, um selbstbestimmt aus dem Leben zu scheiden.

Es machte mich fassungslos, dass nach der Schilderung dieses Falles namhafte Politiker (von den «Babycaustlern» hatte ich nichts anderes erwartet) auf den Gedanken kommen konnten, mich anzuzeigen. Zu meiner Beruhigung stellte die Berliner Staatsanwaltschaft das Ermittlungsverfahren schon vier Wochen später (Mitte Juli 2007) ein, da «weder aus tatsächlichen noch aus rechtlichen Gründen der Anfangsverdacht für verfolgbare Straftaten gegeben» war. In seiner Begründung zeigte der zuständige Staatsanwalt mit erfreulicher Klarheit auf, dass Hilfeleistungen bei einem frei verantwortlichen Suizid nicht strafbar seien und – noch wichtiger, denn dies war mir zum damaligen Zeitpunkt selbst noch nicht in letzter Konsequenz bewusst! –, dass «die Hilfeleistungspflicht entfällt, wenn der Betroffene sich ausdrücklich dagegen erklärt».[21]

Allerdings währte die Freude über die klugen Rechtsausführungen der Berliner Staatsanwaltschaft nur kurz: Ende November 2007 erreichte mich wegen eines anderen Falls (siehe das nachfolgende Kapitel) ein «sofort vollziehbarer Bescheid» der Ärztekammer Berlin, die mir unter Androhung eines Zwangsgeldes von 50 000 Euro untersagte, «Substanzen, die allein oder in Verbindung mit anderen dazu geeignet sind, den Tod eines Menschen herbeizuführen», an Patienten abzugeben oder sie «in sonstiger Weise zum Gebrauch für deren beabsichtigten Suizid zu überlassen.»[22]

Auch wenn mich das Bußgeld von 50 000 Euro beeindruckte, war mir von Anfang an klar, dass ich mich dieser Unterlassungsverfügung nicht beugen durfte. Es stand einfach zu viel auf dem Spiel – nicht nur die Interessen meiner Patienten, denen ich Hilfe versprochen hatte, sondern auch die Berufs- und Gewissensfreiheit des Arztes im Allgemeinen. Mit Hilfe des Berliner Rechtsanwaltes Dieter Graefe, der ebenfalls am Aufbau von Dignitas Deutschland mitgewirkt hatte, legte ich Widerspruch gegen den Bescheid der Ärztekammer Berlin ein. Es war der Auftakt zu einem nervenaufreibenden Gerichtsverfahren, das sich über viereinhalb Jahre erstrecken sollte.

KAPITEL 3

Das Urteil der Richter
Mein Verfahren gegen die Ärztekammer

Das Leben geht manchmal kuriose Wege: Tatsächlich hätte ich nie damit gerechnet, dass ausgerechnet der Fall von Frau J. einen Prozess mit der Ärztekammer heraufbeschwören würde, denn er zählte zu jener Sorte, bei der sich eine Suizidbegleitung aus Gewissensgründen von vornherein ausschließt. Schon in dem ersten Gespräch, das ich mit Frau J. im Sommer 2007 in der Nähe von Passau geführt hatte, war mir schnell klargeworden, dass die alte Dame eigentlich gar nicht sterben, sondern nur ihrer Einsamkeit entfliehen wollte.

Frau J. war weder krank noch akut von Demenz bedroht. Und auch von einem gründlich reflektierten «Bilanzsuizid» konnte bei ihr nicht die Rede sein. Ich versuchte sie deshalb zunächst einmal davon zu überzeugen, ihren Suizidwunsch zurückzustellen. Unterdessen, meinte ich, könne sie sich doch nach Freizeitangeboten für Senioren erkundigen. Um Frau J. mit ihrem Problem nicht völlig alleine zu lassen, bot ich ihr einen Folgetermin am 2. Dezember 2007 an, bei dem wir noch einmal in aller Ruhe sprechen könnten.

Ich weiß nicht, woran es lag, ob sie mich falsch verstanden hatte oder ob sie sich einfach nur nach Aufmerksamkeit sehnte, jedenfalls ging Frau J. Ende November 2007 zu ihrem Nachbarn und erzählte ihm, dass sie in wenigen Tagen, nämlich am 2. Dezember, mit meiner Hilfe aus dem Leben scheiden werde. Der Nachbar, ein strikter Gegner der Sterbehilfe, informierte davon die Kriminalpolizei in Passau, die unverzüglich am 28. November die Berliner Ärztekammer einschaltete.

Von all dem nichts ahnend, hatte ich inzwischen den Dezembertermin mit Frau J. wegen anderer Verpflichtungen in München abgesagt. Ich war schon auf dem Weg in die bayerische Hauptstadt, als mich am 29. November ein Anruf der Kriminalinspektion Passau erreichte. Überrascht nahm ich zur Kenntnis, wie der Polizist am anderen Ende der Leitung die Vorgänge darlegte. Er forderte mich mit Nachdruck dazu auf, in den nächsten Tagen nicht in die nähere Umgebung von Passau zu kommen (was ich ja ohnehin nicht mehr vorhatte). Außerdem eröffnete mir der Beamte, dass ich am nächsten Tag die Unterlassungsverfügung der Berliner Ärztekammer in Empfang nehmen solle, die mir von der Münchner Polizei «im Wege der Amtshilfe» übergeben werde.[23]

Ich machte mir wegen dieser Verfügung keine allzu großen Sorgen. Ich ging davon aus, die Ärztekammer wolle mir untersagen, Frau J. Sterbehilfe zu leisten, was ich ja gar nicht beabsichtigte. Als ich dann aber in München das Schriftstück in Händen hielt, musste ich feststellen, dass mir die Ärztekammer *jegliche* Suizidbeihilfe verbieten wollte – also auch für jene schwerstleidenden Patienten, denen ich meine Unterstützung bereits zugesichert hatte. Aufgeregt rief ich Rechtsanwalt Graefe in Berlin an. Wir waren uns schnell einig, gegen diese Unterlassungsverfügung Widerspruch einzulegen, und wir hegten die Zuversicht, dass wir uns am Ende mit unserem Rechtsverständnis durchsetzen würden.

Es war allerdings abzusehen, dass bis zum Abschluss dieses Rechtsstreits einige Jahre vergehen würden. Wie sollte ich mich in der Zwischenzeit verhalten? Diese Frage stellte sich an jenem 30. November ganz konkret, denn gerade an dem Tag, an dem mir die Ärztekammer jede weitere Suizidbegleitung verbieten wollte, hatte ich in München einen Termin mit einem Patienten, der eine solche Begleitung herbeisehnte.

Ich hatte Herrn B. bereits einige Monate zuvor besucht. Damals hatte er unter starken Schmerzen gelitten, von denen ich annahm, dass sie mit Hilfe einer spezialisierten ambulanten Palliativversorgung (SAPV) in Schach gehalten werden könnten. So war es auch, und Herr B. schöpfte neuen Lebensmut. Er unterzog sich wenig später sogar einer komplizierten Darmoperation, die er zuvor verweigert hatte. Für diese Entscheidung jedoch verfluchte er sich nun selbst. Denn bei der OP waren ihm zwei künstliche Ausgänge gelegt worden, mit der Folge, dass jeder kleine Bissen oder Schluck zu lebhaften Darmabgängen in die Beutel führte.

Zwei Tage vor meinem Besuch hatte der äußerst bemühte Home-Care-Arzt über Stunden versucht, einen Zugang für die Infusion von Schmerzmitteln zu finden. Die Prozedur war sehr schmerzhaft gewesen und hatte kaum Linderung gebracht. Herr B. flehte mich an, ihm möglichst bald zu einem sanften Tod zu verhelfen, seine Situation sei «schrecklich, unwürdig und unmenschlich». Hätte es wirklich dem «ärztlichen Berufsethos» entsprochen, wenn ich ihn in dieser qualvollen Lage im Stich gelassen hätte, wie es die Ärztekammer verlangte? Nein. Mir war im Angesicht von Herrn B. klar, dass es keineswegs ethisch, sondern bloß feige gewesen wäre, wenn ich mich aufgrund der Unterlassungsverfügung geweigert hätte, meinem Patienten zu helfen.

Schließlich fanden wir einen Weg, der es Herrn B. ermöglichte, selbstbestimmt im Kreis seiner Familie zu sterben – all dies war absolut legal, stellte aber zugleich eine krasse Missachtung der Vorgaben der Berliner Ärztekammer dar. Nachdem Herr B. seinen Frieden gefunden hatte, kehrte ich erschöpft in mein Hotel zurück.

Wenn Ärzte Post von einem ihnen nicht bekannten Rechtsanwalt oder einer Justizbehörde erhalten, zucken sie unwillkürlich zusammen. Es ist eine paradoxe Situation: Einerseits haben die meisten von ihnen im Hinterkopf, dass sie in ihrem Job oft mit einem Bein im Gefängnis stehen, andererseits fehlen die erforderlichen zivil- und strafrechtlichen Kenntnisse, um die juristischen Rahmenbedingungen ihrer Handlungen korrekt einschätzen zu können.

Verwunderlich ist dies nicht, da juristische Probleme in der Medizinerausbildung noch immer äußerst stiefmütterlich behandelt werden. Dies ist wohl nicht zuletzt auf das traditionelle Elitedenken der «Halbgötter in Weiß» zurückzuführen, das einige Ärztefunktionäre auch heute noch immer wieder in peinlicher Weise demonstrieren. Jedenfalls habe ich mich selten so für meinen Berufsstand geschämt wie im Frühjahr 2007, als der damalige Vizepräsident (und heutige Präsident) der Bundesärztekammer, Frank Ulrich Montgomery, von «Juristengeschwätz» sprach, nachdem der *66. Deutsche Juristentag* die Selbstbestimmungsrechte der Patienten angemahnt und die sture Haltung der Ärzteschaft zum assistierten Suizid kritisiert hatte.[24]

Gewiss: Nicht nur Ärzten fehlt in der Regel das erforderliche juristische und rechtsphilosophische Know-how, sondern auch den meisten Politikern, Theologen oder Journalisten. Und so herrscht auf Podiumsdiskussionen, in parlamentarischen Debatten oder Fernseh-Talkrunden zum Thema «Sterbehilfe» oft ein heilloser Begriffswirrwarr vor – obgleich die Sachverhalte eigentlich glasklar sind. Auch juristische Laien können sie in kürzester Zeit verstehen, sofern sie nicht mit rhetorischen Tricks aufs Glatteis geführt werden.

Hier möchte ich Ihnen eine Faustregel nennen, mit deren Hilfe Sie in der Sterbehilfe-Debatte leicht Spreu von Weizen trennen können. Diese Faustregel lautet: *Traue keinem Politi-*

ker, Mediziner, Theologen oder Philosophen, der in der Debatte noch immer unreflektiert die Begriffe «aktive», «passive» oder «indirekte Sterbehilfe» bzw. «Euthanasie» verwendet! Denn entweder hat er a) die rechtsphilosophische Debatte der letzten zehn Jahre komplett verschlafen (mangelnde Sachkenntnis), oder aber er benutzt diese unzulänglichen Begriffe b) aus politischem oder weltanschaulichem Kalkül, um sein Publikum hinters Licht zu führen (Demagogie).

Vor dem Hintergrund der deutschen Geschichte (siehe Kapitel 5) ist es hierzulande besonders wichtig, differenziert zu argumentieren – was auf der Basis der veralteten Begriffe kaum möglich ist. Daher hat der Nationale Ethikrat[25] bereits 2006 in einer vielbeachteten Stellungnahme zum Thema «Selbstbestimmung und Fürsorge am Lebensende» vorgeschlagen, «die eingeführte, aber missverständliche und teilweise irreführende Terminologie von aktiver, passiver und indirekter Sterbehilfe aufzugeben.»[26]

Besonders irreführend, so der Ethikrat, sei der Begriff der «passiven Sterbehilfe». Er umfasst die Fälle, in denen der Patient wünscht, potenziell lebens- und damit auch leidverlängernde Maßnahmen entweder gar nicht einzuleiten oder aber zu beenden. Warum ist dieser Begriff irreführend? Weil «passive Sterbehilfe» – entgegen dem Wortsinn – vom behandelnden Arzt keineswegs nur «Passivität», also «bloßes Nichtstun» verlangt. In zahlreichen Fällen nämlich ist er als «passiver» Sterbehelfer dazu verpflichtet, «aktiv» tätig zu werden, zum Beispiel «wenn eine Magensonde entfernt werden muss, um die schon eingeleitete künstliche Ernährung des Patienten nicht weiter fortzuführen, oder wenn das Beatmungsgerät abgestellt werden muss, um die künstliche Beatmung zu beenden.»[27]

Die Rede von der «passiven Sterbehilfe» stifte, so der Ethikrat, Verwirrung: «Sie erzeugt Unsicherheit darüber, ob die unverkennbar aktive Beendigung schon eingeleiteter lebensverlängernder Maßnahmen darunter fällt. Auch von Ärzten und Pflegepersonal werden derartige Maßnahmen häufig in die Nähe der ‹aktiven Sterbehilfe› gerückt, mithin der Tötung auf Verlangen gleichgestellt.»[28] Eine solche Einordnung werde den «Besonderheiten der unterschiedlichen Handlungsweisen und den Intentionen der Handelnden» nicht gerecht: «Ob man bei künstlicher Ernährung eine schon gelegte Magensonde wieder entfernt oder von vornherein davon absieht, sie überhaupt zu legen, macht (...) für die Bewertung des Geschehens keinen entscheidenden Unterschied. In beiden Fällen geht es darum, eine nicht gewollte oder medizinisch nicht indizierte Behandlung zu unterlassen. Und in beiden Fällen ermöglicht das Unterlassen den ungehinderten Fortgang der Krankheit und damit auch den Eintritt des Todes zu einem früheren Zeitpunkt als bei Durchführung der betreffenden Maßnahme.»[29]

Mit dieser Argumentation wies der Ethikrat auf einen Sachverhalt hin, der vier Jahre später höchstrichterlich bestätigt wurde. In seinem wegweisenden Urteil vom 25. Juni 2010 stellte der Bundesgerichtshof (BGH) in Karlsruhe klar, dass eine «nur an den Äußerlichkeiten von Tun oder Unterlassen orientierte Unterscheidung» nicht geeignet sei, um die «straflose Sterbehilfe vom strafbaren Töten des Patienten» abzugrenzen: «Denn wenn ein Patient das Unterlassen einer Behandlung verlangen kann, muss dies gleichermaßen auch für die Beendigung einer nicht (mehr) gewollten Behandlung gelten, gleich, ob dies durch Unterlassen weiterer Behandlungsmaßnahmen oder durch aktives Tun umzusetzen ist, wie es etwa das Abschalten eines Respirators oder die Entfernung einer Ernährungssonde darstellen.»[30]

Da dieses BGH-Urteil für das Selbstbestimmungsrecht am Lebensende von maßgeblicher Bedeutung ist, lohnt es sich, den dahinter stehenden Fall etwas genauer zu beleuchten – zumal er wie kaum ein anderer zeigt, welche Konfusion die überkommenen Begriffe «aktive» und «passive Sterbehilfe» in der Praxis erzeugen.

Erika K. war im Oktober 2002 im Alter von 71 Jahren nach einer Hirnblutung ins Wachkoma gefallen. Kurz zuvor hatte sie gegenüber ihrer Tochter erklärt, keine lebensverlängernden Maßnahmen in Form von künstlicher Ernährung und Beatmung zu wollen, falls sie das Bewusstsein dauerhaft verliere und nicht mehr ansprechbar sei. Doch weder ihr Ehemann noch die 2005 nach dem Tod des Ehemanns eingesetzte Berufsbetreuerin wollten die entsprechenden Schritte einleiten, um dem Sterbewunsch von Frau K. zu entsprechen.

Dies änderte sich auch nicht, als die beiden erwachsenen Kinder von Frau K. im März 2006 mit dem Wunsch an die Betreuerin herantraten, die Magensonde entfernen zu lassen, damit ihre Mutter in Würde sterben könne. Da sich die Betreuerin uneinsichtig zeigte, nahmen die Kinder Kontakt zu dem renommierten Münchner Medizinrechtler Wolfgang Putz auf, einem der beiden Autoren des maßgeblichen Standardwerks «Patientenrechte am Ende des Lebens».[31] Mit der Hilfe von Rechtsanwalt Putz gelang es, die Berufsbetreuerin zu entlassen und an ihrer Stelle den Sohn und die Tochter von Frau K. einzusetzen. Im Zuge dieses Verfahrens wurde durch das Gericht auch der mutmaßliche Patientenwille von Frau K. festgestellt. Dem gewünschten Abbruch der künstlichen Lebenserhaltung hätte somit nichts mehr im Wege stehen dürfen – sollte man zumindest meinen.

Anfang November 2007 kam es zu einem Round-Table-

Gespräch in dem Pflegeheim, in dem Frau K. seit 2002 untergebracht war. Inzwischen wurde sie schon fünf Jahre künstlich ernährt. Die Patientin war auf ein Gewicht von 40 kg abgemagert, und man hatte ihr den linken Arm amputiert, nachdem es 2006 beim Umbetten zu einer Fraktur gekommen war. Der behandelnde Arzt unterstützte das Anliegen, die künstliche Ernährung bei Frau K. nun endlich einzustellen, doch die Heimleitung und das Pflegepersonal stellten sich quer: Sie wollten den Abbruch des Behandlungsverfahrens aus moralischen Gründen («So etwas machen wir hier nicht!») nicht zulassen.[32]

Rechtsanwalt Putz, der zwei Jahre zuvor ein Grundsatzurteil des BGH zu dieser Thematik erwirkt hatte,[33] wies die Heimleitung darauf hin, dass eine Fortsetzung der Zwangsernährung einer strafbaren Körperverletzung gleichkomme. Nach heftigen Auseinandersetzungen zeigte sich die Heimleitung dann am 19. Dezember zu einem «Kompromiss» bereit: Man vereinbarte, dass sich das Heimpersonal ab sofort nur noch um die Grundpflege (Waschen, Betten, Körperpflege) kümmern würde, während die Kinder von Frau K. die Versorgung über die Sonde schrittweise einstellen, die erforderliche Palliativpflege (vor allem die wichtige Mundhygiene, siehe die Hinweise zum «Sterbefasten» in Kapitel 1) durchführen und ihrer Mutter im Sterben beistehen sollten.

Die Zusammenarbeit von Pflegepersonal und den Kindern von Frau K. verlief zunächst gut, was man vor dem Hintergrund der jahrelangen Auseinandersetzungen nicht unbedingt hätte erwarten dürfen. Frau K. war in ein Einzelzimmer verlegt worden, sodass ihre Kinder rund um die Uhr bei ihr sein konnten. Unter Anweisung des Arztes stellten sie am 20.12.2007 die Nahrungszufuhr über die PEG-Sonde ein und reduzierten die Flüssigkeitszufuhr auf 100 Milliliter. Am 21.12. sollte die Flüssigkeitszufuhr weiter verringert und am 22.12. völlig eingestellt werden. Wäre dieser Plan – wie vereinbart – durchgeführt worden, hätte es nicht mehr lange gedauert, bis Frau K. den Tod gefunden hätte.

Doch in diesem Moment schaltete sich die Geschäftsführung des Unternehmens ein, zu dem neben verschiedenen anderen Altenheimen auch das Pflegeheim gehörte, in dem Frau K. untergebracht war. Am 21.12.2007 wies sie die örtliche Heimleitung an, die künstliche Ernährung wieder aufzunehmen. Am Telefon teilte die Juristin des Unternehmens Rechtsanwalt Putz mit, dass man es nicht dulden könne, die Patientin sterben zu lassen. Der Anwalt und seine Mandanten müssten sich unverzüglich entscheiden: Entweder sie stimmten der Wiederaufnahme der künstlichen Ernährung innerhalb der nächsten 10 Minuten zu – oder man würde den Kindern von Frau K. Hausverbot erteilen und ohne sie für eine Ernährung der Patientin per Magensonde sorgen!

Wolfgang Putz traf in dieser heiklen Situation eine kluge, juristisch allerdings äußerst gewagte Entscheidung: Er riet seinen Mandanten, den Schlauch der PEG-Sonde unmittelbar über der Bauchdecke zu durchtrennen, sodass deren Ende in den Bauch zurückrutschen würde und eine weitere missbräuchliche Verwendung der Sonde ausgeschlossen wäre.

Die Kinder von Frau K. befolgten den Rat ihres Anwalts. Wenige Minuten später erschien die Kriminalpolizei, die im Auftrag der Staatsanwaltschaft in Fulda «die Tatwaffe», eine Plastikschere, sicherstellte und die Tochter bis in den Intimbereich auf mögliche weitere «Waffen» durchsuchte. Die beiden Kinder von Frau K. wurden vorläufig festgenommen, während ihre Mutter in ein Krankenhaus eingewiesen und mit einer neuen Magensonde zwangsversorgt wurde. Frau K. starb zwei Wochen später. Bis zum Schluss wurde sie gegen ihren Willen künstlich ernährt.

In dem anschließenden Verfahren wurde die Tochter von Frau K. (ihr Bruder war inzwischen verstorben) vom Verdacht des «versuchten Totschlags» freigesprochen, da sie sich auf den Rat ihres erfahrenen Anwalts verlassen hatte. Rechtsanwalt Putz hingegen wurde vom Landgericht Fulda am 30. April 2009 wegen «versuchten Totschlags» zu einer Freiheitsstrafe von neun Monaten auf Bewährung verurteilt.

Den Richtern in Fulda unterlief dabei genau der Fehler, auf den der Nationale Ethikrat 2006 in seiner Stellungnahme zu «Selbstbestimmung und Fürsorge am Lebensende» hingewiesen hatte: Sie urteilten in dem Irrtum, dass «passive Sterbehilfe» «passives Verhalten» erfordere und ein «aktiver Abbruch des Behandlungsverfahrens» (wie das Durchschneiden des Versorgungsschlauchs der PEG) als «aktive Sterbehilfe» verstanden und somit als «Tötung auf Verlangen» geahndet werden müsse. Im Revisionsverfahren vor dem Bundesgerichtshof wurde Wolfgang Putz am 25. Juni 2010 in vollem Umfang freigesprochen. Die Richter stellten in der Urteilsbegründung heraus, dass weder der Anwalt noch seine Mandanten unrechtmäßig gehandelt hatten, sondern vielmehr die Verantwortlichen der Heimleitung sowie die zuständigen Vertreter der Staatsanwaltschaft. Die Kosten des Verfahrens sowie die notwendigen Auslagen des Angeklagten trug die Staatskasse.

Um Konfusionen wie jene im Fall von Frau K. zu vermeiden, hat der Nationale Ethikrat 2006 fünf alternative Begriffe vorgeschlagen, mit deren Hilfe «Handlungen, die sich mittelbar oder unmittelbar auf den Prozess des Sterbens und den Eintritt des Todes auswirken», präziser gefasst werden können: 1. *Sterbebegleitung* (die «normale» palliativmedizinische Versorgung zur Reduzierung der unangenehmen Begleiterscheinungen des Sterbens), 2. *Therapien am Lebensende* (palliativmedizinische Maßnahmen, die unbeabsichtigt lebensverkürzend wirken könnten, was zuvor mit dem Begriff der «indirekten Sterbehilfe» beschrieben wurde), 3. *Sterbenlassen* (der Verzicht auf bzw. die Beendigung von lebensverlängernden Maßnahmen auf Wunsch des Patienten), 4. *Beihilfe zur Selbsttötung* (der ärztlich assistierte Suizid, der zuvor oft unter den Begriff der «aktiven Sterbehilfe» eingeordnet wurde), sowie 5. *Tötung auf Verlangen* (wozu auch die in Deutschland verbotene «aktive Sterbehilfe» im engeren Sinn zählt).

Der Vorschlag des Ethikrates war ein wichtiger Schritt zur Versachlichung der Sterbehilfedebatte in Deutschland. Zu Recht jedoch rügte der Bundesgerichtshof in seinem «Putz-Urteil» von 2010, dass der Begriff «Sterbenlassen» noch immer viel zu «passiv» klinge, was weiterhin zu Irritationen in der Praxis führe. Deshalb, so der BGH, sei es «sinnvoll und erforderlich, alle Handlungen, die mit einer solchen Beendigung einer ärztlichen Behandlung im Zusammenhang stehen, in einem normativ-wertenden Oberbegriff des *Behandlungsabbruchs* zusammenzufassen».[34] Mit anderen Worten: Statt von «Sterbenlassen» sollte man heute sinnvollerweise von «Unterlassung oder Abbruch lebensverlängernder Maßnahmen» bzw. von «Behandlungsabbruch oder -unterlassung» sprechen (wie ich es im ersten Kapitel in der Analyse des Falls von Dr. S. getan habe).

Die Fortschritte der vergangenen Jahre in der Palliativmedizin legen uns zudem eine weitere Revision der vorgeschlagenen Terminologie nahe: Denn palliativmedizinische Maßnahmen, die *unbeabsichtigt* lebensverkürzend wirken (einst: «indirekte Sterbehilfe»), sind heute weitgehend auszuschließen.[35] Selbst die «terminale Sedierung», die den Patienten in einen Tiefschlaf versetzt, damit er den finalen Sterbeprozess nicht bewusst erleben muss, hat keine Verkürzung der verbleibenden Lebenszeit zur Folge. Der Punkt «Therapien am Lebensende», den der Nationale Ethikrat vorgeschlagen hatte, ist damit hinfällig geworden. Alles, was man unter diesem Stichwort heute sinnvollerweise verstehen könnte, ist bereits im Begriff «Sterbebegleitung» enthalten.[36]

Damit stehen uns für die Sterbehilfe-Debatte vier mehr oder weniger präzise Begriffe zur Verfügung (ich werde sie zu einem späteren Zeitpunkt noch einmal näher betrachten): 1. *Sterbebegleitung*, 2. *Unterlassung oder Abbruch lebensverlängernder Maßnahmen (kurz: Behandlungsabbruch oder -unterlassung)*, 3. *Beihilfe zum Suizid* sowie 4. *Tötung auf Verlangen*. Von diesen vier Handlungsweisen ist, wie gesagt, nur die vierte, die aktive «Tötung auf Verlangen», im Strafgesetzbuch ausdrücklich verboten (§ 216). Die palliative Sterbebegleitung ist juristisch völlig unproblematisch, und auch der Behandlungsabbruch ist mittlerweile durch das im Juli 2009 beschlossene «Patientenverfügungsgesetz» (§ 1901a BGB) sowie das «Putz-Urteil» des Bundesgerichtshofs hinreichend legitimiert.

Etwas komplexer ist die Lage im Falle der *Beihilfe zum Suizid* – mit Blick auf das Strafrecht und auch auf die ärztliche Standesordnung. Beginnen wir mit der strafrechtlichen Seite: Wie bereits erwähnt, ist die Suizidassistenz an sich nicht verboten. Dennoch sind dabei einige rechtliche Probleme zu bedenken, die etwas deutlicher zum Vorschein kommen, wenn man die *drei Phasen eines Suizids* näher beleuchtet: die Vorbereitung, die Suizidhandlung und die Sterbephase:

In der *Vorbereitungsphase* kann ein Arzt in Konflikt mit dem Betäubungsmittelgesetz geraten. Denn er darf Betäubungsmittel nur in der Dosis verschreiben, die im Rahmen der Schmerztherapie indiziert ist, und muss sich zudem auf die sogenannten «verkehrsfähigen und verschreibungsfähigen Betäubungsmittel» beschränken. Aus diesem Grund ist es ihm zum Beispiel nicht erlaubt, Patienten das in der Schweiz verwendete, sanfte und sichere Sterbemittel Natrium-Pentobarbital zu geben. Paradoxerweise könnte er ihnen jedoch ungestraft hochgefährliche Giftstoffe überlassen, an denen sie jämmerlich zugrunde gehen würden. Dieter Graefe hat diese absurde Situation in einem Interview treffend beschrieben: «Sie können einem Todkranken in Deutschland Pflanzenschutzmittel oder Rattengift zur Verfügung stellen, sodass er qualvoll zu Tode kommt. Das alles ist nach dem Willen des Gesetzgebers in Ordnung, weil die Beihilfe zum Suizid straffrei bleibt. Wenn Sie aber mit Natrium-Pentobarbital ein Mittel verabreichen, das den Patienten ruhig einschlafen lässt, dann werden Sie (...) verurteilt.»[37]

In der *Durchführungsphase* muss der Arzt penibel darauf achten, dass die sogenannte «Tatherrschaft» einzig und allein beim Patienten bleibt, damit aus der legalen «Beihilfe zum Suizid» nicht eine strafbare «Tötung auf Verlangen» wird. Aus eben diesem Grund war ich so tief besorgt, als ich Dr. S. (den ALS-Patienten aus dem ersten Kapitel) hilflos am Schieber seines Infusionssystems hantieren sah. Hätte er es nicht geschafft, den Schalter alleine zu bedienen, hätten weder ich noch seine Familie ihm helfen können.

Die größten rechtlichen Probleme bereitete mir über Jahre die *Sterbephase*, in der der Patient bewusstlos ist und seinen Willen nicht mehr artikulieren kann. Zur Erinnerung: Die traditionelle Auslegung der «Garantenpflicht» zwang den Arzt, das Leben eines bewusstlosen Patienten auch gegen dessen erklärten Willen zu retten. Um der widersinnigen Verpflichtung zu entgehen, das Leben eines Patienten retten zu müssen, dem ich gerade dazu verholfen hatte, sanft aus dem Leben zu scheiden, hatte ich keine andere Wahl, als mich rechtzeitig vom Ort des Geschehens zu entfernen. So schäbig ich es auch fand, meine

Patienten im letzten Moment im Stich zu lassen (denken Sie an die Schilderung meiner ersten Suizidbeihilfe im zweiten Kapitel), eine andere Möglichkeit hatte ich damals angesichts der vorherrschenden Rechtsmeinung nicht.

Doch mit der Debatte um die Patientenverfügung änderten sich die juristischen Rahmenbedingungen: Der Patientenwille wurde gestärkt, das Dogma der «Lebenserhaltung um jeden Preis» abgebaut. Medizinrechtler wie Dieter Graefe und Wolfgang Putz entwickelten auf dieser Basis eine (später in mehreren Gerichtsverfahren bestätigte) «modifizierte Garantenerklärung», die den Arzt vom *Garanten des Lebens* zu einem *Garanten des Sterbewillens* macht. Damit wurde möglich, was ich mir schon Mitte der 90er Jahre gewünscht hatte: Statt meine Patienten im entscheidenden Moment verlassen zu müssen, konnte ich ihnen bis zum Schluss zur Seite stehen, etwa Frau C., die mit den Klängen von Schuberts Unvollendeter aus dem Leben schied.

Halten wir fest: Unter den derzeit geltenden Bedingungen hat ein Arzt, der Beihilfe zum Suizid leistet, in strafrechtlicher Hinsicht nichts zu befürchten, wenn er a) die Vorgaben des Betäubungsmittelgesetzes einhält, b) sicherstellt, dass die Tatherrschaft beim Patienten liegt, c) sich auf eine «modifizierte Garantenerklärung» berufen kann und d) seinen freiverantwortlichen, urteilsfähigen Patienten umfassend über die Alternativen aufgeklärt hat, die ihm in seiner spezifischen Lebenssituation zur Verfügung stehen (auf diesen wichtigen Punkt werde ich im weiteren Verlauf des Buches noch ausführlicher eingehen).

Etwas komplizierter wird die Lage für den Arzt, weil er nicht nur die *strafrechtlichen Regelungen* im Blick behalten muss, sondern auch das *ärztliche Standesrecht*. Denn Ärzte unterliegen einer besonderen Berufsordnung, die von den jeweiligen

Landesärztekammern mit Zustimmung der Gesundheitsministerien der Länder verabschiedet wird. Verstößt ein Arzt gegen die in der Berufsordnung verankerten Pflichten, kann er von der zuständigen Ärztekammer mit empfindlichen Geldstrafen belegt werden und unter Umständen sogar seine Zulassung verlieren. Das Standesrecht soll, wie es in der Musterberufsordnung der Bundesärztekammer heißt, dazu dienen, «das Vertrauen zwischen Ärztinnen und Ärzten und Patientinnen und Patienten zu erhalten und zu fördern; die Qualität der ärztlichen Tätigkeit im Interesse der Gesundheit der Bevölkerung sicherzustellen; die Freiheit und das Ansehen des Arztberufes zu wahren» und «berufswürdiges Verhalten zu fördern» bzw. «berufsunwürdiges Verhalten zu verhindern».[38]

Zweifellos sind dies lobenswerte Ziele, und das allermeiste, das zu ihrer Umsetzung in der Musterberufsordnung der Bundesärztekammer steht, ist wohldurchdacht. In Bezug auf die Suizidbegleitung allerdings finden sich in der aktuell geltenden Musterordnung höchst zweifelhafte Vorstellungen davon, welches Verhalten «berufswürdig» und welches «berufsunwürdig» sein soll. In diesem Zusammenhang ist es interessant, wie es zu diesen Bestimmungen überhaupt gekommen ist. Denn gerade beim Thema «ärztliche Suizidassistenz» hat die Bundesärztekammer in den letzten Jahren einen Zickzackkurs eingeschlagen, der einige Zweifel sowohl an der Sachkompetenz als auch an den ethischen Maßstäben der verantwortlichen Ärztefunktionäre aufkommen lässt.

Begonnen haben die jahrelangen kammerinternen Auseinandersetzungen um die Suizidbeihilfe mit den «Grundsätzen der Bundesärztekammer zur ärztlichen Sterbebegleitung» vom Mai 2004, in denen es in der Präambel kompromisslos hieß: «Die Mitwirkung des Arztes bei der Selbsttötung widerspricht dem ärztlichen Ethos und kann strafbar sein.»[39] Sieben

Jahre später zeigte diese Mauer der Ablehnung gegenüber der Suizidbegleitung (wohl infolge der Debatten um die Patientenverfügung und Dignitas Deutschland) erste Risse. Denn in der Neuauflage der «Grundsätze zur ärztlichen Sterbebegleitung» vom Januar 2011 formulierte die Bundesärztekammer sehr viel vorsichtiger: «Die Mitwirkung des Arztes bei der Selbsttötung ist keine ärztliche Aufgabe.»[40]

Der damalige Präsident der Bundesärztekammer, Jörg-Dietrich Hoppe, erklärte diese Abschwächung, die darauf hinauslief, dass ein Arzt zwar Suizidbeihilfe leisten *darf*, sie als Arzt aber nicht leisten *muss*, folgendermaßen: «Damit werden die verschiedenen und differenzierten individuellen Moralvorstellungen von Ärzten in einer pluralistischen Gesellschaft anerkannt, ohne die Grundausrichtung und die grundlegenden Aussagen zur ärztlichen Sterbebegleitung in Frage zu stellen.»[41]

Hoppe, der sich 2007 noch an der Strafanzeige gegen mich beteiligt hatte (siehe Kapitel 2), zeigte sich ab 2009 deutlich offener in der Frage der Suizidbegleitung, was wohl nicht zuletzt auf eine von der Bundesärztekammer im selben Jahr in Auftrag gegebene Allensbach-Studie zurückzuführen war, die ergeben hatte, dass immerhin 30 Prozent der deutschen Ärzte Suizidbeihilfe befürworteten.[42] Nach der Revision der «Grundsätze» Anfang 2011 war ich guten Mutes, dass die Bundesärztekammer die Zeichen der Zeit erkennen und ihre Haltung zur Suizidassistenz weiter liberalisieren würde. Doch dann kam Frank Ulrich Montgomery, der am 2. Juni 2011 mit einer knappen Mehrheit (128 von 249 Stimmen im zweiten Wahlgang) zu Hoppes Nachfolger in die Funktion des Präsidenten der Bundesärztekammer gewählt wurde. Einen größeren Unterschied der Charaktere hätte man sich kaum vorstellen können!

Die *Badische Zeitung* brachte die Differenz zwischen dem alten und dem neuen Präsidenten wie folgt auf den Punkt:

«Hoppe war ein Präsident der moderateren Töne, er hatte ein Faible für ethische und medizinische Grundsatzthemen – und er erwarb dadurch eher auf leise Art Respekt für seine Organisation. Hoppe lagen Themen am Herzen wie die Aufarbeitung der NS-Vergangenheit in der Ärzteschaft oder die in Kiel beeindruckend offen und kontrovers diskutierte ärztliche Begleitung beim Suizid.» Der «Durch-und-durch-Funktionär» Montgomery hingegen, so der gut informierte Artikel der *Badischen Zeitung*, «kennt die Sprache der Medien und der Politik und mag die Konfrontation.» Statt zwischen unterschiedlichen Standpunkten zu vermitteln, bevorzuge Montgomery eindeutige, unmissverständliche Positionen, nicht zuletzt auch in der Frage der Sterbehilfe, wobei die Zeitung einen Kommentar von Ex-Präsident Hoppe zitierte, der sich in der Folgezeit leider als wahr erweisen sollte: «Montgomery ist kein Teamplayer, sondern ein Einzelkämpfer, er wird vieles allein entscheiden.»[43]

Auf Betreiben Montgomerys wurde noch auf dem Ärztetag, auf dem er zum Präsidenten gewählt wurde, ein radikaler Wandel der Sterbehilfe-Politik der Bundesärztekammer eingeleitet. Es war nicht einmal ein halbes Jahr vergangen, seitdem Hoppe die Liberalisierung der ärztlichen Haltung zum Suizid begründet hatte, als Montgomery dafür sorgte, dass in die Musterberufsordnung der Bundesärztekammer ein rigoroses Verbot der Suizidbegleitung aufgenommen wurde. Damit nahm die verfasste Ärzteschaft jetzt einen Standpunkt ein, der noch weit hinter den Stand von 2004 zurückfiel. Seither hat § 16 («Beistand für Sterbende») der Musterberufsordnung folgenden Wortlaut: «Ärztinnen und Ärzte haben Sterbenden unter Wahrung ihrer Würde und unter Achtung ihres Willens beizustehen. Es ist ihnen verboten, Patientinnen und Patienten auf deren Verlangen zu töten. Sie dürfen keine Hilfe zur Selbsttötung leisten.»[44]

Ginge es nach Montgomery und seinen Unterstützern,

dürfte also kein deutscher Arzt mehr Beihilfe beim Suizid leisten. Doch heißt dies tatsächlich, dass Ärzten hierzulande der assistierte Suizid standesrechtlich verboten ist? Die Gegner des selbstbestimmten Sterbens haben seit 2011 viel Energie darauf verwendet, diesen Eindruck in der Öffentlichkeit zu erzeugen, doch er entspricht nicht den Tatsachen! Warum nicht? Weil die Musterberufsordnung der *Bundes*ärztekammer nichts weiter ist als ein *unverbindlicher Vorschlag*, an den sich die *Landes*ärztekammern halten *können*, jedoch nicht halten *müssen*! Rechtswirkung entfalten nämlich nur die Berufsordnungen der Landesärztekammern – und immerhin sieben von siebzehn Ärztekammern haben Montgomerys Verbot der ärztlichen Suizidbegleitung bis heute nicht in ihre Berufsordnung aufgenommen.[45]

Auch die Ärztekammer Berlin hat den ärztlich assistierten Suizid in ihrer Berufsordnung nicht verboten – ein Faktum, das von allergrößter Bedeutung war, als ich vor dem Berliner Verwaltungsgericht meinen Prozess gegen ebendiese Ärztekammer führte. Wir argumentierten vor Gericht, dass die Ärztekammer überhaupt nicht berechtigt sei, ein Verhalten zu untersagen (und dies auch noch unter Androhung eines Bußgeldes von 50 000 Euro), das in keinem erkennbaren Widerspruch zur geltenden Berufsordnung stehe. Die Vertreter der Gegenseite erwiderten darauf, dass in der Berliner Berufsordnung aber stehe: «Der Arzt darf das Leben des Sterbenden nicht aktiv verkürzen». Doch diese Formulierung bezog und bezieht sich, wie wir darlegten, eindeutig auf die strafrechtlich verbotene «Tötung auf Verlangen» – nicht auf die legale Suizidbeihilfe, bei der ja nicht der Arzt, sondern der Patient sein Leben «aktiv verkürzt».

Wir hofften darauf, dass die Richter des Verwaltungsgerichts Berlin, die über die Rechtmäßigkeit der Unterlassungsverfügung zu befinden hatten, diesen Sachverhalt erkennen würden. Und wir wurden nicht enttäuscht: Mit ihrem Urteil vom 30. März 2012 stellten die Richter des Verwaltungsgerichts fest, dass «unter Berücksichtigung der verfassungsrechtlich geschützten Freiheit der Berufsausübung und der Gewissensfreiheit des Arztes» die bloße Berufung auf ein allgemein gehaltenes «ärztliches Berufsethos» nicht genügt, «um einem Arzt die Weitergabe todbringender Mittel an Sterbewillige generell zu untersagen». Mehr noch: «Der ärztlichen Ethik», so das Gericht in seinem Urteil, «lässt sich kein klares und eindeutiges Verbot der ärztlichen Beihilfe zu Suizid in Ausnahmefällen entnehmen, in denen der Arzt einer Person, zu der er in einer lang andauernden, engen Arzt-Patient-Beziehung (...) steht, auf deren Bitte hin wegen eines unerträglichen, unheilbaren und mit palliativmedizinischen Mitteln nicht ausreichend zu lindernden Leidens ein todbringendes Medikament verschreibt.»[46]

Dieses Urteil, das die Unterlassungsverfügung der Berliner Ärztekammer in vollem Umfang abwies, stellte nicht nur für mich persönlich eine große Erleichterung dar (angesichts der vielen Fälle, die ich seit 2007 betreut hatte, wäre das Bußgeld in die Millionen gegangen, sofern man meine Unterstützung hätte nachweisen können). Es war auch ein weiterer Meilenstein auf dem Weg zu einer humaneren Sterbekultur in Deutschland. Denn von nun an war es nicht mehr zu bestreiten, *dass ärztliche Suizidbegleitung in Deutschland ebenso möglich ist wie in der Schweiz*, dass also auch deutsche Ärzte ihren Patienten todbringende Medikamente überlassen dürfen, wenn es für diese keinen besseren Weg gibt, unerträglichem Leid zu entgehen.

In den Medien wurde breit über das Urteil berichtet; und wieder stand ich im Scheinwerferlicht der Öffentlichkeit. Es folgten zahlreiche Einladungen zu Podiumsdiskussionen und Talkshows. Das Erste Deutsche Fernsehen startete wenige Monate später sogar eine Themenwoche «Leben mit dem Tod», zu deren Auftakt der beeindruckende Dokumentarfilm «Sie bringen den Tod – Sterbehelfer in Deutschland» gezeigt wurde – und zwar zur besten Sendezeit an einem Montagabend um 20.15 Uhr. Direkt nach der Ausstrahlung des Films, der meine Arbeit mit sterbewilligen Patienten vorstellte, hatte ich in der anschließenden Talksendung «Hart aber fair» zum ersten Mal die Gelegenheit, vor einem Millionenpublikum die ethischen Argumente vorzutragen, die für eine ärztliche Suizidbeihilfe sprechen.

Die Resonanz auf die öffentliche Berichterstattung, insbesondere die ARD-Themenwoche, war überwältigend – und zu mehr als 80 Prozent positiv. Doch mir war klar, dass sich die Gegner des selbstbestimmten Sterbens mit dieser neuen, offeneren Debattenkultur nicht abfinden würden. Und tatsächlich dauerte es nicht lange, bis neue Vorschläge auf den Tisch kamen, die darauf abzielten, die bestehende liberale Gesetzgebung in Deutschland aufzuheben und die Patienten – zu deren eigenem Schutz, versteht sich! – besser bevormunden zu können.

Die Argumente, die die Gegner des selbstbestimmten Sterbens zur Untermauerung ihrer Positionen vorbringen, klingen gewichtig: Angeblich soll die Suizidbeihilfe das Vertrauensverhältnis zwischen Arzt und Patient zerstören, ja sogar auf eine weitreichende «Entsolidarisierung der Gesellschaft» hinauslaufen. Aber wie stichhaltig sind solche Argumente? Wir werden sie im zweiten Teil dieses Buchs unter die Lupe nehmen.

TEIL 2

DAS SELBSTBESTIMMTE STERBEN UND SEINE GEGNER

Im Laufe meiner ärztlichen Praxis habe ich gelernt,
dass der Tod nicht immer ein Feind sein muss.
Oft ist er auch die einzig wirksame Therapie,
mit der erreicht wird,
was die Medizin nicht zustande bringt –
das Ende der Leiden.

CHRISTIAAN BARNARD

KAPITEL 4

Der Eid des Hippokrates Warum Mediziner vor der Suizidassistenz warnen

Fragt man Mediziner, die die Suizidbegleitung ablehnen, nach ihren Gründen, lautet die Standardantwort, die Hilfe zur Selbsttötung widerspreche dem «hippokratischen Eid», der den Arzt auf die Bewahrung des Lebens verpflichte.[47] Das klingt seriös, sicher, selbstbewusst. Fragt man allerdings nach, was genau in diesem Eid steht und ob sich der Arzt auch nach diesen Vorgaben richtet, weicht die Selbstsicherheit schnell der Verunsicherung. Tatsächlich nämlich kennt kaum ein deutscher Arzt den Wortlaut des hippokratischen Eids, geschweige denn, dass er ihn je geschworen hätte.

Um zu verstehen, was es mit diesem in der Debatte so häufig strapazierten Eid auf sich hat, müssen wir 2400 Jahre in die Vergangenheit zurückgehen. Von 460 bis 370 vor unserer Zeitrechnung lebte der griechische Arzt Hippokrates von Kos, der als Begründer der wissenschaftlichen Medizin gilt (wenngleich es natürlich schon Jahrtausende vor ihm Menschen gab, die sich um die Heilung von Krankheiten bemühten). Hippokrates' Methode war einerseits modern, da er von den Ärzten verlangte, ihre Patienten gründlich zu untersuchen, zu befragen und zu beobachten, bevor sie eine Diagnose stellten und eine Therapie vorschlugen. Andererseits jedoch beruhte sein Krankheitskonzept auf einer schweren Fehlannahme. Hippokrates glaubte, dass Krankheiten aus einem Ungleichgewicht der «vier Körpersäfte» Blut, Schleim, gelbe und schwarze Galle entstehen würden, eine Lehre, die viele Jahrhunderte lang kaum kritisch hinterfragt wurde und unzählige Menschen das Leben kostete.[48]

Da Hippokrates schon in der Antike als legendärer Mediziner galt und seine Schule viele weitere berühmte Ärzte hervorbrachte (etwa Galen, der die Vier-Säfte-Lehre sechs Jahrhunderte später weiterentwickelte), ist uns das sogenannte *Corpus Hippocraticum*, eine Sammlung von mehr als 60 antiken medizinischen Texten, bis zum heutigen Tage überliefert. Allerdings stammen längst nicht alle Texte dieser Sammlung aus der Feder des Hippokrates, und der berühmte Eid ist darin auch nicht zu finden.

Die älteste Erwähnung des hippokratischen Eids stammt aus dem ersten Jahrhundert unserer Zeitrechnung. Der römische Arzt Scribonius Largus berief sich im Prolog zu seinen im Jahr 43 entstandenen *Compositiones*, einer umfangreichen Sammlung medizinischer Rezepte, ganz selbstverständlich auf den Eid des Hippokrates,[49] sodass wir davon ausgehen können, dass er unter den Gelehrten der damaligen Zeit bekannt war. Was aber besagt diese berühmte Schwurformel? Schauen wir uns den genauen Wortlaut dieses antiken Eides an, der das ärztliche Berufsethos bis heute prägen soll.

Der hippokratische Eid

Ich schwöre bei Apollon, dem Arzt, und Asklepios und Hygieia und Panakeia und allen Göttern und Göttinnen, indem ich sie zu Zeugen rufe, dass ich nach meinem Vermögen und Urteil diesen Eid und diese Vereinbarung erfüllen werde:

Den, der mich diese Kunst gelehrt hat, gleich zu

achten meinen Eltern und ihm an dem Lebensunterhalt Gemeinschaft zu geben und ihn Anteil nehmen zu lassen an dem Lebensnotwendigen, wenn er dessen bedarf, und das Geschlecht, das von ihm stammt, meinen männlichen Geschwistern gleichzustellen, und sie diese Kunst zu lehren, wenn es ihr Wunsch ist, sie zu erlernen ohne Entgelt und Vereinbarung, und an Rat und Vortrag und jeder sonstigen Belehrung teilnehmen zu lassen meine und meines Lehrers Söhne sowie diejenigen Schüler, die durch Vereinbarung gebunden und vereidigt sind nach ärztlichem Brauch, jedoch keinen anderen.

Die Verordnungen werde ich treffen zum Nutzen der Kranken nach meinem Vermögen und Urteil, mich davon fernhalten, Verordnungen zu treffen zu verderblichem Schaden und Unrecht. Ich werde niemandem, auch auf eine Bitte nicht, ein tödlich wirkendes Gift geben und auch keinen Rat dazu erteilen; gleicherweise werde ich keiner Frau ein fruchtabtreibendes Zäpfchen geben: Heilig und fromm werde ich mein Leben bewahren und meine Kunst. Ich werde niemals Kranke schneiden, die an Blasenstein leiden, sondern dies den Männern überlassen, die dies Gewerbe versehen.

In welches Haus immer ich eintrete, eintreten werde ich zum Nutzen des Kranken, frei von jedem willkürlichen Unrecht und jeder Schädigung und den Werken der Lust an den Leibern von Frauen und Männern, Freien und Sklaven. Was immer ich sehe und höre, bei der Behandlung oder außerhalb der Behandlung, im Leben der Menschen, so werde ich von dem, was niemals nach draußen ausgeplaudert werden soll, schweigen, indem ich alles Derartige als solches betrachte, das nicht ausgesprochen werden darf.

Wenn ich nun diesen Eid erfülle und nicht breche, so möge mir im Leben und in der Kunst Erfolg beschieden sein, dazu Ruhm unter allen Menschen für alle Zeit; wenn ich ihn übertrete und meineidig werde, dessen Gegenteil.[50]

Viele Menschen, die diesen Text das erste Mal lesen, reagieren verwundert: «Das soll der berühmte hippokratische Eid sein, der das ärztliche Berufsethos heute noch bestimmt?» Dieses Befremden ist durchaus verständlich, denn wer weiß schon noch, wer Asklepios, Hygieia und Panakeia waren? Und wer würde sich freiwillig von einem Arzt behandeln lassen, der sich auf längst vergessene Götter und Göttinnen als Zeugen seiner Heilkunst beruft?

Irritierend wirkt auch, dass sich der hippokratische Eid über weite Strecken, nämlich in dem gesamten ersten Absatz, ausschließlich einem Phänomen widmet, das man wohl am ehesten als «Ärzteklüngel» bezeichnen könnte, nämlich der ökonomischen Absicherung des elitären Kreises der Heilkundigen samt ihren (männlichen) Nachkommen. Befremdlich wirkt auf uns heute auch der empfohlene Umgang mit dem Patienten. Wir werden sicher zustimmen, dass Ärzte nach dem hippokratischen Eid «verderblichen Schaden und Unrecht» vom Patienten fernhalten und auch die ärztliche Schweigepflicht («Was immer ich sehe und höre ...») beachten sollen. Doch warum sollte ein Arzt einer Frau kein «fruchtabtreibendes Zäpfchen» geben dürfen? Und was spricht dagegen, einen Menschen, der an Blasensteinen leidet, zu operieren? Steht der Beruf des Urologen, den ich über Jahrzehnte ausgeübt habe, per se im Widerspruch zum Eid des Hippokrates? Die historische Antwort darauf ist übrigens einfach: Medizin und Chirurgie waren damals getrennte Berufe, weshalb der hippokratische Eid für Chirurgen nach traditionellem Verständnis überhaupt keine Bedeutung hatte.

Ich bezweifle, dass den deutschen Ärzten, die ihre Ablehnung der Suizidbegleitung mit dem hippokratischen Eid begründen, bewusst ist, dass sie gegen diesen Eid schon verstoßen, wenn sie gemeinsam mit einer Ärztin praktizieren oder ihren alten Medizinprofessor nicht am eigenen Einkommen beteiligen. Wenn es aber so ist, dass der hippokratische Eid über weite Strecken keine Bedeutung mehr hat, warum soll er dann ausgerechnet in der Sterbehilfedebatte eine Rolle spielen? Wäre es nicht völlig absurd, wenn ich Menschen mit schwersten Leiden, die von unerträglichen, palliativmedizinisch nicht beherrschbaren Schmerzen gequält werden (wie Herr B.) oder befürchten müssen, bald «lebendig begraben» zu sein (wie Dr. S.), meine Hilfe verweigern würde, weil ich bei «Asklepios und Hygieia und Panakeia» geschworen habe, dass ich niemandem «ein tödlich wirkendes Gift geben und auch keinen Rat dazu erteilen» werde?

Tatsächlich kann man im Fall des hippokratischen Eids eine ähnliche Faustregel formulieren wie bei der Verwendung der überkommenen Begriffe «aktive», «passive» und «indirekte» Sterbehilfe (siehe Kapitel 3): *Traue niemandem, der sich in einer medizinethischen Debatte auf den hippokratischen Eid beruft, denn entweder weiß er nicht, wovon er spricht, oder er benutzt diesen Verweis, um sein Publikum hinters Licht zu führen!*

Da der hippokratische Eid schon lange nicht mehr dazu geeignet ist, ein modernes ärztliches Berufsethos zu begründen, hat der Weltärztebund nach dem Zweiten Weltkrieg eine neue Schwurformel entwickelt, das sogenannte «Genfer Gelöbnis».

Genfer Gelöbnis des Weltärztebunds

Bei meiner Aufnahme in den ärztlichen Berufsstand gelobe ich feierlich: mein Leben in den Dienst der Menschlichkeit zu stellen.

Ich werde meinen Lehrern die schuldige Achtung und Dankbarkeit erweisen. Ich werde meinen Beruf mit Gewissenhaftigkeit und Würde ausüben.

Die Gesundheit meines Patienten soll oberstes Gebot meines Handelns sein. Ich werde alle mir anvertrauten Geheimnisse auch über den Tod des Patienten hinaus wahren. Ich werde mit allen meinen Kräften die Ehre und die edle Überlieferung des ärztlichen Berufes aufrechterhalten. Meine Kolleginnen und Kollegen sollen meine Schwestern und Brüder sein.

Ich werde mich in meinen ärztlichen Pflichten meinem Patienten gegenüber nicht beeinflussen lassen durch Alter, Krankheit oder Behinderung, Konfession, ethnische Herkunft, Geschlecht, Staatsangehörigkeit, politische Zugehörigkeit, Rasse, sexuelle Orientierung oder soziale Stellung. Ich werde jedem Menschenleben von seinem Beginn an Ehrfurcht entgegenbringen und selbst unter Bedrohung meine ärztliche Kunst nicht in Widerspruch zu den Geboten der Menschlichkeit anwenden.

Dies alles verspreche ich feierlich und frei auf meine Ehre.[51]

Im Unterschied zum hippokratischen Eid nimmt das Genfer Gelöbnis keinen Bezug auf den ärztlich assistierten Suizid. Vermutlich ist dies der Grund dafür, warum die Gegner des selbstbestimmten Sterbens Zuflucht beim zweitausend Jahre alten Eid des Hippokrates suchen. Das Genfer Gelöbnis beginnt und endet mit der feierlichen Bekundung, das eigene «Leben in den Dienst der Menschlichkeit zu stellen». Der Begriff der «Menschlichkeit» ist inhaltlich jedoch so unbestimmt, dass er von Verfechtern und Verächtern der Suizidassistenz ganz unterschiedlich interpretiert werden kann: Ist es beispielsweise «menschlich» oder «unmenschlich», die Bitte einer 82-jährigen Krebspatientin zu erfüllen, die ihren Kot erbricht und beständig um ein schnelles Ende fleht? Viele werden sagen, die Menschlichkeit verlange es, ihr zum ersehnten Tod zu verhelfen. Andere werden jedoch behaupten, die Menschlichkeit verbiete es, der Frau ein tödliches Medikament auszuhändigen.

Auch der eindringliche vorletzte Satz des Genfer Gelöbnisses bringt keine Klarheit: Denn mit der Verpflichtung, «jedem Menschenleben von seinem Beginn an Ehrfurcht entgegen(zu) bringen», ist offenkundig nicht die absolute Unantastbarkeit des menschlichen Lebens gemeint. Wäre es anders, so dürften Ärzte weder Schwangerschaftsabbrüche vornehmen noch eine Beatmungsmaschine auf Wunsch des Patienten abschalten – wozu sie, wie wir gesehen haben, juristisch verpflichtet sind, da sie sich sonst einer strafbaren «Körperverletzung» schuldig machen würden.

Auf die Frage nach der Zulässigkeit der Sterbehilfe gibt das Genfer Gelöbnis also keine Antwort. Und das ist auch gut so. Denn Gelöbnisse, Schwüre, Eide, ärztliche Deklarationen sind keine «heiligen Schriften», die Normen und Werte für alle Ewigkeit definieren könnten, sondern Zeitdokumente, die aus ihrem historischen Kontext zu verstehen sind.

Dies lässt sich auch am Beispiel des Genfer Gelöbnisses demonstrieren. Nach seiner Verabschiedung auf der zweiten Weltärztekonferenz im Jahr 1948 musste es mehrfach (u. a. 1968,

1983, 1994) überarbeitet werden, um einigermaßen aktuell zu sein. So war in der ursprünglichen Fassung von 1948 noch keine Rede davon, dass sich der Arzt in seinen Pflichten nicht von der «sexuellen Orientierung» seiner Patienten beeinflussen lassen dürfe.

Bedeutet dies, dass Ärzte, die homosexuellen Patienten bereits in den 1940er und 1950er Jahren mit dem gleichen Respekt wie heterosexuellen begegneten, sich «unethischer» verhielten als ihre Kollegen, die Homosexualität (entsprechend den damaligen «medizinischen Erkenntnissen» und «juristischen Normen») als «Krankheit», «Unzucht» oder gar als «kriminelles Delikt» behandelten?[52] Natürlich nicht. Schon Anfang des 20. Jahrhunderts (mitunter schon sehr viel früher) haben kluge, ethisch denkende Ärzte erkannt, dass die Diskriminierung von Menschen aufgrund ihrer sexuellen Orientierung jedem vernünftigen Berufsethos widerspricht – auch wenn die meisten Ärzte inklusive ihrer renommierten Spitzenverbände noch viele Jahrzehnte gebraucht haben, um zu dieser Erkenntnis zu gelangen.

Könnte es im Falle der Sterbehilfe nicht ganz ähnlich sein? Wer sich eingehender mit der Medizingeschichte befasst hat, weiß, dass die «Überlieferung des ärztlichen Berufes» keineswegs so «edel» ist, wie es das Genfer Gelöbnis behauptet. Auch da, wo Mediziner sich nicht direkt wie in Nazideutschland an Verbrechen gegen die Menschheit beteiligt haben, waren sie in den seltensten Fällen Vorreiter des gesellschaftlichen Fortschritts. Rühmliche Ausnahmen gab es, so wie den großen Berliner Arzt Rudolf Virchow, der als Begründer der modernen Pathologie nicht nur mit der Vier-Säfte-Lehre des Hippokrates endgültig aufräumte, sondern als Vertreter der «Deutschen Fortschrittspartei» auch aktiv gegen die Diskriminierung von Minderheiten ankämpfte. Doch in der Regel hinkte die überwiegend konservativ eingestellte Ärzteschaft den gesellschaftlichen Emanzipationsprozessen hinterher. Die stark differierenden Umfrageergebnisse zum selbstbestimmten Sterben in der Bevölkerung und in der Ärzteschaft könnten darauf hindeuten, dass sich an diesem Sachverhalt bis heute wenig geändert hat.

Halten wir fest: Die Berufung auf vermeintliche medizinische Autoritäten – sei es Hippokrates, sei es der Weltärztebund – bedeutet in einer rational geführten Debatte nicht viel. Schließlich geht es um das Ringen in der Sache und nicht um die Auslegung «kanonischer» Texte.

Streichen wir also den hippokratischen und auch den Genfer Eid von der Liste der ernsthaften Argumente und wenden wir uns den medizinethischen Argumenten zu, die in der Diskussion um das selbstbestimmte Sterben von Bedeutung sein könnten: Welche Gründe könnten also aus medizinischer Sicht gegen die Freitodbegleitung sprechen? Werfen wir zur Beantwortung dieser Frage einen Blick auf die bereits zitierte Umfrage zum ärztlich begleiteten Suizid, die das Institut für Demoskopie Allensbach 2009/2010 im Auftrag der Bundesärztekammer durchgeführt hat.

Ein Argument, das bei den Gegnern der Suizidbeihilfe auf hohe Zustimmung traf (68 Prozent), besagt, dass man Ärzten «eine zu hohe Bürde» auflasten würde, wenn sie vermehrt mit den Sterbewünschen ihrer Patienten konfrontiert würden.[53] Aber ist dies ein medizinethisches Argument? Eher nicht. Denn es geht hier nicht um die Interessen der Patienten, sondern um die Befindlichkeit der Ärzte. Viele tun sich offenbar schwer damit, sich der Verantwortung zu stellen, die mit dem Arztberuf eben auch verbunden ist. Irgendwann gelangt nun einmal jeder

Mensch an den Punkt, an dem das Leben auch mit den Mitteln der allermodernsten Intensivmedizin nicht mehr bewahrt werden kann. Diese Realität und die damit verbundenen Konsequenzen zu verdrängen, macht keinen Sinn und ist auch kein Ausdruck ethischen Bewusstseins in einem Berufsstand, der wie kaum ein anderer mit den existenziellen Fragen von Leben und Tod zu tun hat.

Interessanterweise räumen selbst die ärztlichen Gegner des assistierten Suizids mehrheitlich ein, dass es zum Selbstbestimmungsrecht des Patienten gehöre, «den Zeitpunkt des eigenen Todes selbst zu bestimmen» (55 Prozent der Assistenzgegner, 80 Prozent der Befürworter) und dass ein Arzt besonders gut zur Suizidbeihilfe geeignet sei, «weil er weiß, wie man Medikamente richtig dosiert» (50 Prozent der Gegner, 72 Prozent der Befürworter).[54] Immerhin 43 Prozent der Mediziner, die die Suizidbeihilfe ablehnen, bestätigen sogar, durch den ärztlich assistierten Suizid könne verhindert werden, «dass ein Patient unnötig lange Schmerzen ertragen muss».[55] Was also kann der Grund dieser Ärzte sein, ihren Patienten zuzumuten, «unnötig lange Schmerzen ertragen» zu müssen?

Eine Antwort auf diese Frage gibt ein anderes Ergebnis der Umfrage: 67 Prozent der Gegner der Suizidbeihilfe befürchten negative Auswirkungen auf das Selbstverständnis der Ärzte, wenn der ärztlich assistierte Suizid grundsätzlich erlaubt wäre. Dabei nennen sie vor allem die Stichworte «Abkehr vom Prinzip der Lebensbewahrung», «Abstumpfung gegenüber den Patienten» sowie die Gefahr von «Allmachtgefühlen», weil Ärzte, die Suizidbeihilfe leisten, sich womöglich als «Herrscher über Leben und Tod» empfinden könnten.[56] Was ist von diesem Einwand zu halten?

Es ist nicht zu bestreiten, dass sich das ärztliche Selbstverständnis wandeln würde, wenn sich Mediziner nicht nur als «Bewahrer des Lebens», sondern auch als «Garanten eines selbstbestimmten Todes» begreifen würden. Doch was viele Kollegen in diesem Zusammenhang völlig übersehen: *Dieser Wandlungsprozess ist längst im Gange* – und dies ist nicht allein auf die zunehmende Akzeptanz des ärztlich assistierten Suizids zurückzuführen, sondern vor allem auf den begrüßenswerten Ausbau der Palliativmedizin sowie die nicht minder begrüßenswerte Stärkung der Patientenrechte im Zuge des «Patientenverfügungsgesetzes».

Mit dem Ausbau der Palliativmedizin geht die Einsicht einher, dass ärztliches Handeln nicht allein darauf ausgerichtet sein kann, das Leben des Patienten zu bewahren, sondern dass es auch darum gehen muss, dem Patienten zu helfen, sein Leben in Würde zu beschließen. Der renommierte italienische Palliativmediziner Gian Domenico Borasio brachte dies 2006 in einem Referat auf dem 66. Deutschen Juristentag auf den Punkt: «Wenn lebenserhaltende Maßnahmen Leiden nur verlängern, dann *kann* nicht nur eine Therapiezieländerung indiziert sein, sondern dann *ist* eine Therapiezieländerung indiziert. (…) Lebensverlängerung ist sicher ein vernünftiges und wichtiges Therapieziel, aber Sterbeverlängerung ist kein ärztliches Therapieziel.»[57]

Die Bestimmungen des Patientenverfügungsgesetzes haben zweifellos noch stärkere Auswirkungen auf das ärztliche Selbstverständnis: Wie bereits in den vorangegangenen Kapiteln geschildert, ist ein Arzt gesetzlich dazu verpflichtet, auf Verlangen des Patienten eine lebenserhaltende Behandlungsmethode (etwa künstliche Beatmung) abzubrechen. So gesehen ist es bedenklich, dass nur 38 Prozent der vom Allensbacher Institut befragten Mediziner meinten, dass der Sterbewunsch des Patienten für den Arzt in irgendeiner Form verbindlich sei.[58] Offenkundig ist vielen Ärzten noch immer nicht bewusst, dass die Weiterführung von unerwünschten lebenserhaltenden Maßnahmen – im Gegensatz zur Suizidbeihilfe – eine strafbare Handlung ist.

Fragen wir uns: Wird der Arzt dadurch, dass er den Sterbewunsch des Patienten befolgt, zum «Herrscher über Leben und Tod»? Ganz im Gegenteil! Er würde vielmehr als «Herrscher über Leben und Tod» agieren, wenn er den freiverantwortlichen Willen des Patienten nicht beachten würde! Es ist wichtig, sich immer wieder ins Bewusstsein zu rufen, dass es in einem freiheitlichen, demokratischen Rechtsstaat nur *eine* moralische Instanz gibt, die über Leben und Tod bestimmen kann – und das ist nicht der Arzt, sondern der betroffene Mensch selbst.

Wenn Ärzte gesetzlich dazu verpflichtet sind, lebenserhaltende Maßnahmen auf Wunsch des Patienten zu beenden, wieso sollte ihnen dann die Beihilfe zum Suizid standesrechtlich verboten werden können? Worin unterscheidet sich die Handlung eines Arztes, der das Leben eines Patienten auf dessen Wunsch beendet, indem er die Beatmungsmaschine abschaltet, von der Handlung eines Arztes, der seinem Patienten Mittel zur Verfügung stellt, mit denen dieser selbstbestimmt sein Leben beenden kann? Könnte man nicht sogar mit Fug und Recht behaupten, dass ein Arzt, der seiner Verpflichtung nachkommt, eine lebenserhaltende Maßnahme zu beenden, *sehr viel aktiver in den Sterbeprozess eingreift* als ein Arzt, der seinem Patienten bloß die geeigneten Mittel für einen selbstbestimmten Tod überlässt?

Dies ist ein entscheidender Punkt in der aktuellen Debatte, auch wenn er seltsamerweise kaum thematisiert wird. Ich möchte ihn an einem Fall demonstrieren, der im Rahmen der erwähnten ARD-Reportage «Sie bringen den Tod – Sterbehelfer in Deutschland» dokumentiert wurde. Es ist die Geschichte eines jungen Mannes, der mit seinem Schicksal, seiner Haltung, seinen Aussagen wohl jeden berührte, der den Film gesehen hat.

Henning M. hatte bei einem Motorradunfall eine hochgradige Querschnittlähmung erlitten. Zehn Jahre schon saß er im Rollstuhl, konnte Bewegungen nur noch mit dem Mund durchführen. Ein Zwerchfellschrittmacher ermöglichte ihm das Atmen. Stets hatte er Schmerzen. Am meisten belastete ihn die ständige, medizinisch notwendige Körperpflege. Sie erfolgte zwar äußerst liebevoll, doch allein die Tatsache, dass er sich Tag für Tag mehrere Stunden lang von anderen überall anfassen lassen musste, bedeutete für Henning den «Verlust jeglicher Privatsphäre».

Henning war trotz dieser Belastungen keineswegs depressiv. In dem letzten Vorgespräch, das wir miteinander führten, erklärte er vor laufender Kamera, dass er sich an einem «wunderschönen Satz von Gabriel García Márquez» orientiere: «Weint nicht, dass es vorbei ist, sondern freut euch, dass es so schön war!» Der Tod habe für ihn keinen Schrecken, sondern sei ein Abschluss des Lebens, auf den er sich freue.

Von außen betrachtet lebte Henning mit seiner Behinderung unter Bedingungen, die man sich besser kaum hätte vorstellen können: Er hatte ein liebevolles und verständnisvolles familiäres Umfeld und wohnte zu Hause in einem behaglichen, mit allen technischen Raffinessen ausgestatteten Zimmer. Seinen Computer konnte Henning mit einer Mundsteuerung bedienen, und er verbrachte viel Zeit damit, im Internet zu surfen und sich über die Entwicklungen in der Welt auf dem Laufenden zu halten.

Selten habe ich behinderte Menschen getroffen, denen es im Hinblick auf die äußeren Bedingungen so gutging wie Henning. Warum also wollte er sterben? Henning begründete seine Entscheidung in der für ihn typischen direkten und zugleich reflektierten Weise: «Ich habe meine Würde verloren, ich habe mein Selbstgefühl verloren, ich hasse meinen Körper, ich hasse meine Erscheinung. Und solange ich mich *als Mensch* noch akzeptieren kann, möchte ich gehen. Ich möchte nicht so lange warten, bis ich nicht nur *meinen Körper* hasse, sondern auch *mein Wesen.*»

Henning erklärte, er sei nur noch von dem Wunsch beseelt, «dass endlich alles vorbei ist» und er sein «Leben nicht mehr als Qual» sehen müsse. Er hatte seine Familie und Freunde in seine Entscheidung eingeweiht, hatte lange mit ihnen über seine Motive gesprochen, da er sich nicht heimlich aus dem Leben stehlen wollte. Schweren Herzens hatten sie seinem Entschluss beigepflichtet. Eine andere Wahl wäre ihnen wohl auch nicht geblieben, denn Henning ließ keinen Zweifel daran aufkommen, dass er allein über sein Leben und Sterben zu bestimmen habe. Das Einzige, was ihn störte, war, dass er auch bei diesem letzten Schritt auf die Hilfe anderer angewiesen war: «Es ist meine Entscheidung. Ich möchte *jetzt* mein Leben beenden. Und da ich das nicht selber kann, muss mir jemand den Tod gewähren.»

Auf der Suche nach einem Arzt, der ihm «den Tod gewähren» würde, war Henning auf mich gestoßen. Im Film wurde bei den Zuschauern der Eindruck erweckt, ich hätte in Hennings Fall «Beihilfe zum Suizid» geleistet, da dieses Thema im Fokus stand. Tatsächlich aber ging es bei Henning um einen «Abbruch des Behandlungsverfahrens», also um eine Sterbehilfemaßnahme, zu der eigentlich Hennings betreuender Arzt verpflichtet gewesen wäre.

Ich hatte die Filmemacher im Vorfeld auf diesen wichtigen

Unterschied hingewiesen, schließlich wollten sie ja eine Doku über die umstrittene Suizidassistenz und nicht über den gesetzlich geforderten Behandlungsabbruch drehen: «Ich werde Henning sedieren und danach den Zwerchfellschrittmacher ausschalten, was als ‹Abbruch des Behandlungsverfahrens› bezeichnet wird. Bei einer ‹Beihilfe zum Suizid› würde ich Henning Medikamente zur Verfügung stellen, die er selbst einnehmen müsste, was in seinem Fall aber völlig ausgeschlossen ist.»

Das ARD-Filmteam beschloss dennoch, Hennings Fall in die Dokumentation aufzunehmen, da es für jeden – vielleicht mit Ausnahme einiger Ärztefunktionäre und Juristen – offenkundig sei, dass Henning sich a) zu einem Suizid entschlossen habe und ich ihm b) als Arzt bei der Verwirklichung des Suizids helfe. Ob man diese «ärztliche Beihilfe zum Suizid» in der juristischen Fachsprache mit einem anderen Begriff belege oder nicht, sei für den Zuschauer kaum von Belang.

Im Nachhinein meine ich, dass die Entscheidung des Filmteams absolut richtig war – nicht nur, weil man den Behandlungsabbruch tatsächlich als «Suizidbeihilfe mit anderen Mitteln» begreifen sollte (siehe hierzu meine Darlegungen in Kapitel 8), sondern auch, weil die Zuschauer andernfalls weder etwas von Hennings Schicksal, seiner Klarheit, seiner Weisheit erfahren hätten noch davon, wie sehr mich diese «besondere Suizidbeihilfe» mitgenommen hatte.

Elf Tage nach den beeindruckenden Filmaufnahmen mit Henning besuchte ich ihn ein letztes Mal. Er war, wie ich es erwartet hatte, noch immer fest dazu entschlossen, sein Leben an diesem Tag zu beenden. Seine Mutter hatte ihm zu seinem Sterbetag eine wundervolle Torte gebacken, von der Henning kurz vor seinem Tod noch zwei Stücke mit Genuss verspeiste. Es war Hennings letzter Kaffeeklatsch. Es wurde gelacht, gescherzt und geweint. Henning selbst war in gelöster Stimmung. Nur mir schlug die Situation auf den Magen.

Hennings Mutter war dabei, als ich ihren Sohn in Tiefschlaf versetzte. Sie verließ den Raum erst, als Henning mit einem Lächeln auf den Lippen eingeschlafen war. Als es darum ging, den Zwerchfellschrittmacher auszuschalten, war ich mit Henning und seiner hervorragenden Pflegerin allein im Zimmer. Henning hatte die Augen geschlossen und atmete ruhig. Nun lag es an mir, seinen Sterbewunsch zu erfüllen. Es kostete mich Überwindung, zu tun, worum mich Henning gebeten hatte, aber ich wusste, dass ich als verantwortlicher Arzt keine andere Wahl hatte, als im Interesse meines Patienten zu handeln. Ich schaltete den Schrittmacher aus. Wenig später stellte ich Hennings Tod fest.

Das Kamerateam, das mich bei diesem allerletzten Besuch bei Henning nicht begleitet hatte, erwartete mich auf einer Landstraße in der Nähe des Ortseingangs. Ich gab mir große Mühe, vor der Kamera gefasst zu wirken. Normalerweise kann ich meine Betroffenheit durch eine gewisse Schnoddrigkeit, meine «Berliner Schnauze», ganz gut überspielen, doch in diesem Fall gelang mir das nur ansatzweise. Zum Glück hatte ich an meine dunkle Sonnenbrille gedacht, die verdeckte, dass mir das Wasser in den Augen stand.

Warum hatte mich der Fall so mitgenommen? Zunächst einmal, weil Henning mit seinen 43 Jahren ein junger Mann war, der ohne den Unfall vor zehn Jahren ein an Erfahrungen reiches Leben vor sich gehabt hätte. Dann auch, weil Hennings Klarheit, seine Bestimmtheit, seine ganze Art zu denken, zu sprechen, zu handeln, mich tief beeindruckt hatten. Es kam noch ein Punkt hinzu, der nichts mit Hennings Persönlichkeit, sondern mit mir und den besonderen Umständen seines Todes zu tun hatte.

Bei einer Suizidbeihilfe stehe ich einem Patienten zur Seite, wenn er eigenständig sein Leben beendet. Bei einem Behandlungsabbruch hingegen bin *ich* es, der das Leben des Patienten auf seinen Wunsch hin beendet. Emotional macht dies einen großen Unterschied aus: Im ersten Fall liegt die «Tatherrschaft» beim Patienten, im zweiten Fall beim Arzt. Nicht der Patient, sondern der Arzt führt beim aktiven Behandlungsabbruch den Tod herbei.

Ich kann gut nachvollziehen, dass der aktive Behandlungsabbruch auf manche Ärzte wie eine «Tötung auf Verlangen» wirkt – auch wenn es sich dabei um zwei unterschiedliche juristische Tatbestände handelt. Ich kann allerdings nicht verstehen, dass der Arzt zu dem psychisch weit eher belastenden Behandlungsabbruch (völlig zu Recht!) verpflichtet ist, während die Beihilfe zur Selbsttötung von der Bundesärztekammer abgelehnt wird. Das «ärztliche Selbstverständnis» jedenfalls tangiert die aktive Rolle des Arztes beim Behandlungsabbruch sehr viel mehr als die passive Rolle bei der Suizidbegleitung. Wer dies bestreitet, hat vermutlich keine oder nur sehr wenig Erfahrungen auf diesem Gebiet.

Das verblüffendste Ergebnis der Allensbacher Umfrage von 2009/2010 war für mich, dass nur fünf Prozent der Ärzte sich dagegen aussprachen, lebensverlängernde Maßnahmen auf Wunsch des Patienten einzustellen (74 Prozent waren klar dafür, 21 Prozent meinten, es komme auf die konkreten Umstände an),[59] gleichzeitig aber nur 38 Prozent den Sterbewunsch des Patienten als verbindlich begriffen und nur 30 Prozent für den ärztlich assistierten Suizid eintraten. Wie lässt sich diese merkwürdige Diskrepanz erklären?

Offenkundig lösen die Begriffe «Behandlungsabbruch» und

«Abbruch lebensverlängernder Maßnahmen» andere Assoziationen aus, als wenn man Ärzte danach fragt, ob sie dem Sterbewunsch ihrer Patienten folgen wollen. *Logisch* ist das zwar nicht, denn der Wunsch des Patienten nach einem «Abbruch lebensverlängernder Maßnahmen» ist de facto nichts anderes als ein «Sterbewunsch». *Psychologisch* jedoch scheint es von ungeheurer Bedeutung zu sein, dass das ärztliche Handeln begrifflich nicht in die Nähe von Suizidhandlungen gerückt wird. Ärzte verdrängen gerne, dass es sich beim Behandlungsabbruch um eine «Suizidbeihilfe mit anderen Mitteln» handelt, und dies hängt wohl in erster Linie damit zusammen, dass der Suizid in unserer Kultur über viele Jahrhunderte geächtet wurde (ein Phänomen, mit dem wir uns in Kapitel 6 auseinandersetzen werden). Aus diesem Grund auch befürchten viele Ärzte, es könnte das Arzt-Patienten-Verhältnis belasten, wenn bekannt würde, dass sie Beihilfe zum Suizid leisten. Doch ist diese Unterstellung wahr?

Schauen wir uns die Untersuchungsergebnisse an, die uns zu dieser Frage vorliegen: In einer repräsentativen *forsa*-Studie von 2003 gaben 84 Prozent der befragten Bundesbürger an, sie würden das Vertrauen zu ihrem Hausarzt nicht verlieren, wenn sie wüssten, dass dieser bei einem unheilbar kranken Patienten Beihilfe zur Selbsttötung geleistet habe. Nur 12 Prozent erklärten, dass dies ihr Vertrauensverhältnis belasten würde.[60] Bedenkt man, wie sehr die Akzeptanz des selbstbestimmten Sterbens seit 2003 in der deutschen Gesellschaft zugenommen hat, spricht vieles dafür, dass die Zustimmungsquoten heute noch sehr viel eindeutiger ausfallen würden.

Leider wurde in der forsa-Studie nicht danach gefragt, ob die Patienten möglicherweise sogar *größeres Vertrauen* zu ihrem Hausarzt entwickeln würden, wenn sie wüssten, dass er bereit wäre, Patienten bei der Verwirklichung ihres Sterbewunsches zu unterstützen. Dass ein solcher *positiver Effekt* des ärztlichen

Engagements in Sachen Sterbehilfe größer sein kann als der befürchtete *negative Effekt*, belegen die Erfahrungen, die in den letzten Jahren in Oregon (USA) gemacht wurden, wo bereits 1997 der sogenannte «Death With Dignity Act» («Sterben-mit-Würde-Gesetz») in Kraft getreten ist, der Ärzten die Beihilfe zum Suizid ausdrücklich erlaubt.

Eine empirische Studie, die 2001 im renommierten *Journal of the American Medical Association* veröffentlicht wurde, zeigte, dass Ärzte, die die Suizidbegleitung ablehnten, aufgrund dieser Haltung mehr als doppelt so häufig von ihren Patienten abgelehnt wurden wie Ärzte, die sich offen zur Suizidassistenz bekannten.[61] Tatsächlich deuten bisher alle Ergebnisse, auf die wir uns stützen können, darauf hin, dass *das Arzt-Patienten-Verhältnis durch die Bereitschaft des Arztes zum assistierten Suizid keineswegs gestört, sondern eher gestärkt wird!* Und wenn dies schon für einen US-Bundesstaat wie Oregon gilt, in dem religiöse Haltungen gegen den Suizid noch immer stark verbreitet sind – um wie viel mehr wird dies erst für Deutschland gelten, wo die Säkularisierung bereits sehr viel weiter fortgeschritten ist?

Mich wundern diese Forschungsergebnisse nicht, denn es ist nur verständlich, dass Patienten größeres Vertrauen zu Ärzten haben, mit denen sie offen über ein Tabu-Thema wie den Suizid sprechen können. Zudem wissen sie es zu würdigen, wenn ihnen ihr Arzt zusichert, dass er sie auch dann nicht im Stich lassen wird, wenn alle medizinischen Heilmöglichkeiten ausgeschöpft sind. All dies entspricht auch meinen persönlichen Erfahrungen: Immer wieder erzählten mir meine Patienten in aller Offenheit von ihren Nöten, ihren Gefühlen, Sorgen und Hoffnungen. Wäre es dazu gekommen, wenn ich ihren Wunsch, selbstbestimmt sterben zu dürfen, von vornherein abgelehnt hätte? Mit Sicherheit nicht.

Wenn das Arzt-Patienten-Verhältnis durch die Beihilfe zum

Suizid eher gestärkt als gestört wird, bleibt nur noch *ein* Argument übrig, das Ärzte (abgesehen von den gesellschaftspolitischen und weltanschaulichen Motiven, mit denen wir uns in den Kapiteln 5 und 6 auseinandersetzen werden) zur Begründung ihrer Ablehnung der Freitodbegleitung vorbringen: nämlich die Erklärung, dass sie aus moralischen Gründen niemals «Geschäfte mit dem Tod» machen wollen.

Nun machen aber viele Menschen «Geschäfte mit dem Tod», ohne dass wir dies sofort als ehrenrührig empfinden würden: Beerdigungsinstitute oder Trauerredner, die für ein würdevolles Begräbnis sorgen; Steinmetze, die Grabsteine herstellen; Gärtner, die unsere Friedhöfe pflegen; Zeitungen, die Todesanzeigen drucken; und ehrlicherweise wird man wohl zugeben müssen, dass hinter den großen Weltreligionen kaum etwas anderes steht als ein großes, schon seit Jahrhunderten betriebenes «Geschäft mit dem Tod». Was also sollte dagegen sprechen, dass sich auch Ärzte an diesem «Geschäft» beteiligen?

Das Unbehagen, das uns bei dieser Frage befällt, rührt daher, dass wir unterstellen, Ärzte könnten am «Geschäft mit dem Tod» über Gebühr verdienen und dazu verleitet werden, Menschen zu einem verfrühten Ableben zu nötigen. Oft wird in diesem Zusammenhang darauf verwiesen, dass die Sterbehilfeorganisationen der Schweiz (und mittlerweile auch in Deutschland) einen ordentlichen Geldbetrag verlangen, wenn sie Menschen in den Tod begleiten.

Sprechen wir also notgedrungen über das Geld: Die Kosten, die die unterschiedlichen Organisationen für Freitodbegleitungen erheben, liegen etwa im selben Rahmen. Daher kann es genügen, wenn ich sie am Beispiel der Schweizer Sterbehilfeorganisation Dignitas aufschlüssele:[62] Für den administrativen Aufwand in der Vorbereitungsphase einer Freitodbegleitung – dazu zählen das Studium des Falls, die Überprüfung der

Vollständigkeit der Unterlagen, die Korrespondenz mit dem Sterbewilligen, Gespräche mit Familienmitgliedern, die Kontaktaufnahme mit dem Arzt, der den Patienten untersucht und gegebenenfalls das in der Schweiz erlaubte Natrium-Pentobarbital verschreibt, und anderes mehr – stellt Dignitas einen Betrag von etwa 2400 Euro in Rechnung.

Erst nach der Zustimmung des Arztes kann es zur letzten Phase der Freitodbegleitung kommen, für die Dignitas noch einmal 2400 Euro berechnet. Wenn die Hilfe suchende Person nicht an ihrem Wohnort, sondern in einer Dignitas-Wohnung in der Schweiz stirbt, fallen weitere Kosten an: für die Fahrt und den mehrtägigen Aufenthalt in der Schweiz, für den Schweizer Arzt, der zwar seinen normalen Gebührensatz abrechnet, der aber von den deutschen Krankenkassen nicht übernommen wird, sowie für die örtlichen Bestattungsdienste (im Fall einer Einäscherung etwa 1600 Euro). Alles in allem müssen deutsche Bürgerinnen und Bürger also mindestens 7000 Euro einkalkulieren, wenn sie mit Hilfe von Organisationen wie *Dignitas* oder *lifecircle* ihr Leben in der Schweiz beenden wollen.

Dies entspricht etwa der Summe, die der Verein *Sterbehilfe Deutschland* des ehemaligen Hamburger Justizsenators Roger Kusch für eine sofortige Suizidbegleitung fordert. In der eigentümlichen Gebührenordnung des Vereins wird der Zeitpunkt der Suizidbegleitung an die Höhe des Mitgliedsbeitrags gekoppelt: Je mehr man zahlt, desto früher kann man eine Suizidassistenz in Anspruch nehmen – eine Regelung, die in dieser Form wohl nur einem ehemaligen CDU-Rechtsaußen wie Kusch einfallen konnte.

Doch immerhin: Wie die Schweizer Organisationen gibt auch *Sterbehilfe Deutschland* an, dass eine Suizidbegleitung «nie am Geld» scheitern werde. Mitglieder «in wirtschaftlich schwierigen Verhältnissen» müssten die Beiträge nur in der

Höhe zahlen, «die sie aufbringen können».[63] Dignitas geht hier noch weiter: So heißt es im Dignitas-Informationsblatt, dass Mitgliedern, die in «bescheidenen wirtschaftlichen Verhältnissen leben», die Kosten für eine Freitodbegleitung im Einzelfall vollständig erlassen werden können.[64]

Dennoch ist die Empörung groß: 7000 Euro für eine Freitodbegleitung – das klingt für viele nach unseriösem Geschäftsgebaren, nach unanständigem Profitdenken, das die Nöte schwerstleidender Menschen ausnutzt. Doch man darf die besonderen Zwänge nicht außer Acht lassen, denen Sterbehilfeorganisationen unterworfen sind: Sie müssen nicht nur ein gut ausgebildetes, professionelles Personal bezahlen (einen Skandal können gerade sie sich nicht erlauben), sondern benötigen die Einnahmen auch, um ihre schwierige politische Aufklärungsarbeit und nicht zuletzt auch die immer wieder anfallenden beträchtlichen Rechtskosten zu finanzieren.

Tatsächlich kann ich mit Blick auf den organisatorischen Aufwand, den Sterbehilfeorganisationen betreiben müssen, nachvollziehen, warum die Gebühr für eine Freitodbegleitung so hoch ist. Heißt dies, dass mich die 7000 Euro, die Roger Kusch für Freitodbegleitungen in Deutschland verlangt, überhaupt nicht stören? Oh doch, sie stören mich sogar gewaltig! Allerdings sollte man den Grund für die Misere nicht bei *Sterbehilfe Deutschland* oder einer anderen Sterbehilfeorganisation suchen, sondern in der gegenwärtigen Gesundheitspolitik.

In einem rationalen Gesundheitssystem, wie ich es mir vorstelle (mehr dazu in Kapitel 8), wäre die Freitodbegleitung ebenso eine ärztliche Aufgabe wie der Behandlungsabbruch auf Wunsch des Patienten. Ärzte würden – und dürften – für diese Leistung keinen Cent mehr berechnen als für andere Leistungen, die sie erbringen, und es gäbe auch keinen Grund dafür, dass Patienten diese Hilfe selbst bezahlen müssten.

Warum sind wir von einem solchen rationalen Gesundheitssystem noch immer weit entfernt? Um diese Frage beantworten zu können, müssen wir einen tieferen Blick in dieses System werfen. Und dabei soll es hier gar nicht erst um die großen Medizinskandale gehen, die in den letzten Jahren aufgedeckt wurden. Also nicht um die kriminellen Methoden von Pharmakonzernen, die ihre Medikamente zu überteuerten Preisen anbieten, Studienergebnisse fälschen, Gutachter bestechen, die durch statistische Tricks falsche Hoffnungen und Ängste wecken, die alte Medikamente unter neuem Namen herausbringen und ihre unverschämt hohen Gewinne in aggressives Marketing statt in die dringend benötigte pharmazeutische Forschung stecken.[65] Auch nicht um korrupte Mediziner, die sich von Pharmakonzernen bestechen lassen, die ihren Patienten nicht die richtigen, sondern die von den Unternehmen gewünschten Medikamente verschreiben, die Therapiemaßnahmen und Operationen durchführen, die dem Patienten schaden, aber dem eigenen Kontostand nutzen.[66]

Für unser Thema ist es völlig ausreichend, wenn wir uns das ganz normale Profitstreben bewusst machen, das sich in den letzten Jahrzehnten in unserem Gesundheitssystem entwickeln durfte. Schon allein dadurch wird sehr schnell deutlich, warum der Vorwurf an Sterbehilfeorganisationen, «Geschäfte mit dem Tod» machen zu wollen, am Kern des Problems vorbeizielt. Die wirklichen Profite entstehen nämlich woanders. Um es auf den Punkt zu bringen: In unserem Gesundheitssystem steht die wirtschaftliche Bedeutung des angeblichen *«Geschäfts mit dem Tod»* in gar keinem Verhältnis zu dem *«Geschäft mit der Leidensverlängerung»* – um diesen polemischen, aber leider sehr zutreffenden Begriff einmal aufzugreifen. An diesem lukrativen Geschäft verdienen allerdings nicht in erster Linie Ärzte, sondern in weit größerem Umfang die Institutionen, in denen sie ihren Dienst leisten (Krankenhäuser, Pflegeheime etc.), sowie die großen Pharmaunternehmen, die vor Jahren schon erkannt haben, dass sich gerade hier Milliardengewinne erzielen lassen.

Erinnern Sie sich an Frau K., die mehr als fünf Jahre gegen ihren Willen im Wachkoma gehalten und künstlich ernährt wurde? Ich hatte berichtet, dass das Pflegeheim erklärte, dem Sterbewunsch der Patientin aus «moralischen Gründen» nicht entsprechen zu können. Aber waren die Gründe für diese Nichtbeachtung des Selbstbestimmungsrechts von Frau K. tatsächlich ausschließlich *moralischer* Natur?

In diesem Zusammenhang sollte man wissen, dass die gute Belegung der Pflegeheime nicht zuletzt der PEG-Sonde zu verdanken ist, mit deren Hilfe Patienten über Jahre (mitunter Jahrzehnte) am Leben erhalten werden können. Komatöse, künstlich ernährte Patienten wie Frau K. verursachen bei hoher Pflegestufe einen besonders geringen Kosten- und Pflegeaufwand, schließlich müssen sie weder gefüttert werden, noch beanspruchen sie eine teure Infrastruktur wie Restaurants, Gymnastikräume, Therapiezimmer oder Bibliotheken.[67]

Frau K. war für das Pflegeheim daher eine besonders angenehme «Kundin». Wie hoch der Umsatz war, der mit einer solchen Patientin verbunden ist, lässt sich gut schätzen: Setzt man den Preis für den Heimplatz bei 3500 Euro an (die zusätzlichen Kosten für Sondennahrung, ärztliche Betreuung und Medikamente nicht mit eingerechnet), so lag der Betrag, der dem Pflegeheim in fünf Jahren durch die konsequente Ablehnung des Sterbewunsches von Frau K. zufloss, bei etwa 220 000 Euro.

Der Arzt, der Frau K. betreute, hatte zwar schon Monate vor dem Ende dieses Dramas erkannt, dass es weder medizinisch indiziert noch ethisch gerechtfertigt sei, Frau K. weiter künstlich zu ernähren, aber er befand sich in einem Dilemma: Wenn er seinem ärztlichen Gewissen folgen und die Beendigung der

Ernährung per Magensonde anordnen würde, so erklärte er sein Problem gegenüber den Kindern von Frau K., würde sich das Pflegeheim dieser Anordnung unweigerlich widersetzen. Möglicherweise würde er durch ein hartnäckiges Insistieren sogar seine Stellung als Heimarzt verlieren, was er sich ökonomisch nicht erlauben könne. Aus diesem Grund wartete der Arzt mit seiner Anordnung so lange, bis das eindeutige Urteil des zuständigen Vormundschaftsgerichts vorlag – und selbst das löste noch, wie geschildert, bei den Betreibern des Heims allergrößten Unwillen aus.

Der Heimarzt war zweifellos derjenige, der am wenigsten davon profitierte, dass das Leben von Frau K. unrechtmäßig verlängert wurde. Auch der Ertrag, den das Krankenhaus durch das Legen der PEG-Sonde und die Amputation des linken Arms der Patientin erwirtschaftete, fällt in dieser Rechnung kaum ins Gewicht. Allerdings gibt es noch weitere Akteure auf dem Gesundheitsmarkt, die (ähnlich stark wie die Pflegeheime) davon profitieren, dass es Fälle gibt, in denen Patienten gegen ihren Willen zwangsernährt werden, nämlich die Hersteller von PEG-, Mund- und Nasensonden, von Sondennahrung und Medikamenten.

Rund 200 000 Menschen werden in Deutschland über eine PEG-Sonde ernährt. Ein Großteil (etwa 70 Prozent) dieser Menschen lebt in Heimen, wo die PEG, als «pflegeerleichternde Maßnahme» kaschiert, auch in Fällen eingesetzt wird, in denen dies medizinisch keineswegs indiziert ist. Davon profitieren natürlich auch die Hersteller von Sondennahrung, die bereits 2005 einen Umsatz von 500 Millionen Euro erwirtschafteten und dank der demographischen Entwicklung auf noch üppigere Gewinne in der Zukunft hoffen dürfen.[68]

Um nicht missverstanden zu werden: Selbstverständlich ist künstliche (oder wie es in der Fachsprache heißt: «enterale»)

Ernährung in vielen Fällen sinnvoll, doch bei Zehntausenden von Patienten ist ihr Einsatz überaus fraglich – insbesondere bei Menschen, die ein hohes Alter erreicht haben. Wenn alte Menschen das Essen und Trinken verweigern, so ist dies in der Regel kein Zeichen von «Renitenz», wie es oft heißt. Vielmehr spüren sie, dass das Ende ihres Lebens gekommen ist. Ließe man sie gewähren, würden sie auf natürliche und würdevolle Weise sterben. Aber der Tod eines Patienten bzw. eines Heimbewohners bedeutet auch den «Verlust eines Kunden». Also ernährt man immer wieder alte Leute, die sich dagegen kaum mehr wehren können, auf künstlichem Weg. Und dies führt leider allzu oft dazu, dass sie über Monate oder Jahre im Bett dahinvegetieren, bis sie endlich durch den Tod erlöst werden.[69]

Wenden wir uns nun einem Thema zu, das mir als Sterbehelfer besonders am Herzen liegt: der *Palliativmedizin*. Wie bereits im ersten Kapitel ausgeführt, bin ich davon überzeugt, dass sich Palliativmedizin und Freitodbegleitung sinnvoll ergänzen. Merkwürdigerweise aber wenden sich Palliativmediziner und Vertreter der Hospizbewegung in besonderem Maße gegen die Suizidbeihilfe. Woran mag das liegen? Hängt dies wirklich nur damit zusammen, dass Ärzte und Pflegekräfte die Möglichkeiten der Palliativmedizin überschätzen oder dass viele Menschen, die sich in der Hospizbewegung engagieren, von christlichen Wertvorstellungen geprägt sind?

Natürlich sollte man diese Aspekte berücksichtigen, aber sie sind gewiss nicht allein ausschlaggebend. Denn auch rund um die Palliativmedizin hat sich ein Markt entwickelt, auf dem Akteure mit starken ökonomischen Interessen auftreten, die nicht unbedingt immer und überall zum Wohle der Patienten wirken müssen.

Um dies zu verstehen, sind einige grundlegende Zahlen

hilfreich: Die Kosten für die Unterbringung in einem stationären Hospiz liegen bei etwa 250 Euro am Tag, also 7500 Euro im Monat. Mit diesen Einnahmen machen die Hospize keine Gewinne, im Gegenteil: Sie bringen mit Hilfe von Spenden selbst einen Teil der Kosten auf, die bei der Betreuung der Patienten entstehen. Zwar erfolgt die Hospizarbeit (stationär wie ambulant) über weite Strecken ehrenamtlich, doch trotz dieses großen idealistischen Engagements stehen die Hospiz-Betreiber unter ökonomischem Druck, da sie die erforderliche Infrastruktur finanzieren müssen.

Bei einer spezialisierten ambulanten Palliativversorgung (SAPV), die eine Betreuung des sterbenden Patienten zu Hause ermöglicht (inklusive 24-Stunden-Rufbereitschaft), sind die Ausgaben noch etwas höher: Man muss hier mit etwa 300 Euro am Tag, also 9000 Euro im Monat rechnen (wobei die SAPV für nicht-palliative Leistungen, etwa die Grundpflege des Patienten, nicht verantwortlich ist, die hierfür notwendigen Personalkosten fallen zusätzlich an).[70] Vorsichtig geschätzt erfüllen etwa zehn Prozent der Sterbenden die Voraussetzungen für eine spezialisierte ambulante Palliativversorgung (die übrigen Palliativpatienten werden am Ende ihres Lebens durch Hausärzte und allgemeine Pflegedienste sowie in stationären Einrichtungen wie Krankenhäusern und Pflegeheimen betreut). Man kann also für Deutschland mit einem potenziellen Patientenkreis von etwa 90 000 SAPV-Klienten pro Jahr rechnen, die bei einer durchschnittlichen Betreuungsdauer von 28 Tagen einen Jahresumsatz von rund 750 Millionen Euro ausmachen.

Das mag nach viel klingen, ist aber wenig verglichen mit den Umsätzen, die die Pharmaunternehmen mit Medikamenten erwirtschaften, die Patienten in ihrer letzten Lebensphase erhalten. In diesem Marktsegment erzielen sie inzwischen etwa ein Viertel ihres Gesamtumsatzes; allein in Deutschland geben die gesetzlichen Krankenkassen hierfür schätzungsweise sieben Milliarden Euro im Jahr aus.[71]

Kein Wunder also, dass die Arzneimittelhersteller großen Ehrgeiz entwickeln, sich auch auf dem Gebiet der Palliativmedizin zu engagieren. Ein Beispiel ist der «Deutsche Schmerz- und Palliativtag», der von der *Deutschen Gesellschaft für Schmerzmedizin*, der *Deutschen Schmerzliga* und der *Deutschen Gesellschaft für Interdisziplinäre Palliativversorgung* in Kooperation mit der *Deutschen Gesellschaft für Palliativmedizin*, der *Deutschen Hospizstiftung* und anderen Organisationen veranstaltet wird. Auf dem Kongress, der im März 2014 in Frankfurt stattfand, traten unter anderem die Branchengrößen Astellas, Astra Zeneca, Grünenthal, Hexal, Janssen-Cilag, Meda Pharma, MSD Sharp & Dohme, Mundipharma und Pfizer als offizielle Sponsoren auf.[72]

Wie eng die Verbindung von Palliativmedizin und Pharmaindustrie inzwischen ist, lässt sich daran ersehen, dass die *Deutsche Gesellschaft für Palliativmedizin* (DGP) ihren mit 10 000 Euro dotierten «Anerkennungs- und Förderpreis für Ambulante Palliativversorgung» gemeinsam mit der *Grünenthal GmbH* vergibt;[73] 2012 erzielte das Unternehmen etwa die Hälfte seines Jahresumsatzes von 972 Millionen Euro mit Schmerzmitteln. Der ebenfalls mit 10 000 Euro dotierte «Förderpreis für Palliativmedizin» der DGP wird seit 1998 von der Firma *Mundipharma* gestiftet;[74] der Jahresumsatz von Mundipharma lag 2012 bei 280 Millionen Euro, die hauptsächlich auf dem Gebiet der Schmerzmedikamente erwirtschaftet wurden.

Die *Deutsche Gesellschaft für Palliativmedizin* lehnt den ärztlich assistierten Suizid strikt ab; sie will schwerstleidenden Patienten «Hilfe beim Sterben», aber niemals «Hilfe zum Sterben» gewähren.[75] Ist es völlig ausgeschlossen, dass bei dieser Positionierung auch ökonomische Interessen eine Rolle spielen? Immerhin könnte eine Zunahme von Freitodbegleitungen

Umsatzeinbußen für die spendenfreudige Pharmaindustrie bedeuten, für die eine einfache, wenn auch zynische Rechnung gilt: *Je länger das Leiden der Patienten – desto höher der Absatz der Medikamente.*

Ich möchte es an dieser Stelle noch einmal ausdrücklich betonen: *Selbstverständlich trete ich entschieden für einen weiteren Ausbau der Palliativmedizin ein!* Und ich gönne nicht nur allen Kollegen, sondern auch allen Pharmaherstellern jeden Cent, den sie verdienen, wenn sie kranken Menschen mit guten Medikamenten zu fairen Preisen das Leben und das Sterben erleichtern. Allerdings halte ich es für verwerflich, wenn Pharmalobbyisten aus ökonomischen Interessen einen Gegensatz zwischen Sterbe- und Suizidbegleitung konstruieren, der aus Patientensicht gar nicht vorhanden ist! Und es ist überhaupt nicht hinzunehmen, wenn sie Politiker durch Fehlinformationen und mit Hilfe von lobbyistischen Tarnorganisationen zu einem Verbot der Suizidbeihilfe drängen[76] und dadurch schwerstleidenden Menschen die Chance nehmen, so zu sterben, wie sie sterben wollen!

Kommen wir nach diesen notwendigen Klarstellungen zum Fazit dieses Kapitels: Wenn man die verschiedenen medizinethischen Argumente, die in der Sterbehilfe-Debatte vorgebracht werden, einer kritischen Prüfung unterzieht, so zeigt sich, dass aus einer *patientenorientierten ärztlichen Perspektive* sehr viel mehr *für* als *gegen* den assistierten Suizid spricht: Denn *auf der einen Seite* finden wir antiquierte Schwurformeln, fehlerhafte Annahmen und nicht zuletzt auch ökonomische Interessen, die Ärztefunktionäre, Heime, Pharmakonzerne gerne unterschlagen – *auf der anderen Seite* hingegen eine Haltung, die sich konsequent am Selbstbestimmungsrecht des Patienten orientiert, was für ethisch denkende Ärzte selbstverständlich sein sollte.

Wie aber steht es um die gesellschaftspolitischen und weltanschaulichen Einwände, die gegen die Suizidbeihilfe erhoben werden? Sind sie plausibler als die Berufung auf den «Eid des Hippokrates»? Mit dieser Frage werden wir uns in den folgenden Kapiteln auseinandersetzen.

KAPITEL 5

Der Ruf der Kassandra
Steht uns der Untergang des Abendlandes bevor?

Es ist ein altbekanntes Phänomen: Sobald sich technologische, kulturelle oder politische Veränderungen in einer Gesellschaft ankündigen, treten «Experten» auf den Plan, die vor den Bedrohungen warnen, die mit den Neuerungen verbunden seien. Nicht selten identifizieren sich diese Experten mit der Rolle der Kassandra, der tragischen Gestalt der griechischen Mythologie, die durch einen Fluch der Götter das Unheil stets voraussah, aber nie Gehör fand (zum Beispiel, dass Troja von den Griechen mit Hilfe des «Trojanischen Pferdes» erobert werden würde, doch niemand wollte ihr glauben).

«Kassandrarufe» hat es in der Geschichte oft gegeben: Man denke an die Schriftsteller, Politiker und Journalisten, die in den 1920ern und 1930ern vor den mörderischen Plänen der Nationalsozialisten warnten, lange bevor Hitlers Schergen die Gelegenheit hatten, die Welt mit ihrem Terror zu überziehen. Oder an die Warnungen der Wissenschaftler, die bereits Mitte der 70er Jahre die Zerstörung der Ozonschicht durch Fluorchlorkohlenwasserstoffe (FCKW) erkannten, aber lange Zeit (bis Ende der 80er Jahre) nicht ernstgenommen wurden.

Ist die Warnung vor den gesellschaftspolitischen Gefahren, die mit dem ärztlich assistierten Suizid einhergehen sollen, ein solcher Kassandraruf? Handelt es sich bei der Freitodbegleitung um ein «Trojanisches Pferd», mit dem letztlich sehr viel weitergehende Ziele verfolgt werden, als es den Anschein hat? Öffnen wir mit einer Legitimierung der ärztlichen Suizidbeihilfe die

Schleusen für eine «Entsolidarisierung der Gesellschaft», wie der in der Sterbehilfedebatte stark präsente katholische Philosoph Robert Spaemann meint?[77] Ist die Suizidbeihilfe der erste Schritt hin zu einer «Zivilisation des Todes», die in absehbarer Zeit das «sozialverträgliche Frühableben» alter, kranker oder behinderter Menschen propagieren wird, um auf diese Weise «unnötige Kosten» einzusparen?[78]

Viele Ärzte scheinen dies zu befürchten. In der Umfrage des Instituts für Demoskopie Allensbach, mit der wir uns bereits im letzten Kapitel beschäftigt haben, äußerten bemerkenswerte 89 Prozent der Mediziner die Sorge, eine «Legalisierung des ärztlich assistierten Suizids» würde dazu führen, «dass sich Menschen um ärztliche Hilfe beim Suizid bemühen, weil sie sich als Belastung für Familie und Gesellschaft fühlen»[79].

Keine Frage: Wäre eine höhere gesellschaftliche Akzeptanz von Freitodbegleitungen tatsächlich damit verbunden, dass sich Menschen als «überflüssige Kostenproduzenten» empfinden würden, so wäre dies ein gewichtiges Argument, das in der Sterbehilfedebatte berücksichtigt werden müsste. Doch ist dies wirklich so? Lässt sich diese Unterstellung in irgendeiner Weise belegen?

Glücklicherweise müssen wir hier nicht mit Spekulationen vorliebnehmen, denn es liegen bereits belastbare empirische Daten vor. Werfen wir also (wie schon bei der Frage des Arzt-Patienten-Verhältnisses) einen Blick auf die Situation in Oregon, wo ärztliche Freitodbegleitungen seit 1997 gängige Praxis sind: Zwischen 1997 und 2013 haben in Oregon insgesamt 752 Menschen – 396 Männer und 356 Frauen – vom ärztlich assistierten Suizid Gebrauch gemacht. Das sind pro Jahr etwa 47 Patienten. Das Durchschnittsalter betrug 71 Jahre. Rund 80 Prozent der Patienten litten an Krebs im Endstadium, andere an degenerativen Erkrankungen wie ALS.[80]

Vor dem Inkrafttreten des Death With Dignity Act hatten die amerikanischen Gegner des ärztlich assistierten Suizids (wie ihre Kollegen in Deutschland) prophezeit, «dass es wohl in erster Linie eher ungebildete, unversicherte und einkommensschwache Patienten sein werden, die von dem neu geschaffenen Gesetz Gebrauch machen würden»[81]. Nach nunmehr fünfzehn Jahren präzise dokumentierter Praxis ist jedoch klar, dass es keineswegs die sozial Schwachen sind, die die Möglichkeit des ärztlich assistierten Suizids nutzen. Im Gegenteil: Die überwiegende Mehrheit der Patienten, die vom Death With Dignity Act Gebrauch machen, sind gut verdienende, gut ausgebildete und gut versicherte Patienten.

Von den 752 Menschen, die sich in Oregon zwischen 1997 und 2013 mit ärztlicher Hilfe selbst getötet haben, hatten 63 Prozent eine private und mehr als 35 Prozent eine gesetzliche Krankenversicherung (was in den USA keine Selbstverständlichkeit ist).[82] Ähnlich verhält es sich mit dem Bildungsstand: Von den Patienten hatten 45,6 Prozent einen Bachelor-, Master- oder Doktortitel, weitere 26,5 Prozent hatten an einem College studiert und 22 Prozent zumindest die Hochschulreife. Lediglich 5,9 Prozent hatten keinen höheren Schulabschluss.[83] Die Wahrscheinlichkeit, vom ärztlich assistierten Suizid Gebrauch zu machen, steigt also mit dem erreichten Bildungsgrad signifikant an, während Unterprivilegierte in der Gruppe der Sterbewilligen deutlich unterrepräsentiert sind.

Hat der Death With Dignity Act dazu geführt, dass sich kranke oder behinderte Menschen zunehmend als «sozialen Ballast» empfinden? Schauen wir uns zur Beantwortung dieser Frage die Gründe an, die die Patienten als maßgeblich für ihre Entscheidung angegeben haben. Dies waren erstens der «Verlust der Selbständigkeit» (91,4 Prozent), zweitens der «Verlust der Fähigkeit, Dinge zu tun, die das Leben lebenswert machen»

(88,9 Prozent), drittens der «Verlust der Würde» (80,9 Prozent) und viertens der «Verlust der Kontrolle über die eigenen Körperfunktionen» (50,3 Prozent).[84]

Deutlich abgeschlagen wurde als fünfter Grund auch die Sorge genannt, eine «Last für Familie, Freunde und Pflegekräfte» zu sein (40,0 Prozent), wobei allerdings zu beachten ist, dass die Patienten meist mehrere Gründe für ihren Sterbewunsch angaben. Bislang ist aus dem reichen Material aus Oregon kein einziger Fall bekannt geworden, in dem die Angst, anderen zur Last zu fallen, der einzige Grund für den Suizid gewesen wäre.

Gegner der Suizidbeihilfe wie Robert Spaemann interessieren sich zwar in der Regel nicht so sehr für empirische Erkenntnisse, aber es ist stark anzunehmen, dass sie jene 40 Prozent als Beleg für die Richtigkeit ihrer Überzeugungen deuten würden. Bestätigt sich damit nicht trotz allem die These, mit der Legalisierung des assistierten Suizids steige die Wahrscheinlichkeit, dass sich Menschen als Belastung für Familie und Gesellschaft empfinden und deshalb einen Suizid beabsichtigen?

Die Antwort auf diese Frage ist ein klares Nein. Denn ein derartiger Anstieg hat niemals stattgefunden! In den fünfzehn Jahren, in denen in Oregon gesetzlich erlaubte Freitodbegleitungen durchgeführt werden, gab es keine nennenswerten Schwankungen bei den Gründen, die Patienten dazu motivieren, ihr Leben zu beenden.[85] Die Unterstellung, dass sich durch eine stärkere gesellschaftliche Akzeptanz der Suizidbeihilfe Menschen zunehmend genötigt sähen, ihr Leben aus altruistischen Gründen zu beenden, ist damit empirisch widerlegt.

Dies gilt auch für einen weiteren Denkfehler, nämlich die Annahme, dass Menschen nur in einer kalten, herzlosen Gesellschaft auf den Gedanken kommen können, den Tod einem Leben vorzuziehen, in dem man ausschließlich auf die Hilfe anderer angewiesen ist. Die zahlreichen Falldokumentationen aus Oregon belegen nämlich, dass nicht wenige Menschen ein solches Leben selbst unter denkbar günstigen Umständen – ideale ökonomische Verhältnisse, liebevolle Umgebung und perfekte Pflege – nicht führen wollen. Warum ist das so? Weil es offenbar zum Menschsein dazugehört (zumindest für die meisten von uns), dass wir unser Leben nicht nur für uns selbst leben; wir möchten uns auch aktiv für die Interessen anderer einsetzen.

Stellen Sie sich vor, Sie hätten Ihre Selbständigkeit verloren (Suizidgrund Nr. 1) und könnten all die Dinge nicht mehr tun, die Ihnen lebenswert erscheinen (Suizidgrund Nr. 2) – unter welchen Umständen wären Sie dann noch bereit, weiterzuleben? Allgemeiner gefragt: Unter welchen Bedingungen setzt ein Mensch ein Leben fort, das für ihn selbst keine Freude, sondern nur noch Qual bedeutet?

Sieht man von religiösen Begründungen ab (mit denen wir uns in Kapitel 6 beschäftigen werden), geben Menschen auf diese Frage stets die gleiche Antwort: *Wenn man kein eigenes Interesse mehr am Leben hat, lebt man allenfalls im Interesse anderer weiter.* Häufig sagten mir Patienten, dass sie persönlich lieber heute als morgen sterben würden, aber «noch etwas durchhalten» müssten, um ihre Partner, Kinder oder Enkelkinder zu unterstützen. Andere blieben nur deshalb länger am Leben, weil sie meinten, für die Firma oder den Verein, in dem sie sich engagiert hatten, «noch ein paar wichtige Dinge regeln» zu müssen.

Es gibt noch einen anderen entscheidenden Punkt, den wir in diesem Zusammenhang nicht außer Acht lassen sollten: *Dass ein Patient angibt, keine Belastung für seine Umgebung sein zu wollen, sagt nichts darüber aus, ob seine Umgebung die Unterstüt-*

zung als Belastung begreift. In diesem Zusammenhang fällt mir ein Gespräch ein, das Frau C. (siehe Kapitel 1) mit ihrer Tochter führte, kurz bevor sie mit meiner Hilfe ihr Leben beendete.

Als ich die Medikamente für Frau C. vorbereitete, erzählte sie mir nicht nur von dem tragischen Schicksal ihres Mannes, der unter schlimmen Qualen gestorben war, sie erläuterte mir auch die Gründe, warum sie nicht mehr länger leben wollte. Es ging ihr dabei nicht nur um die Schmerzen, die sie nicht mehr ertragen wollte, und auch nicht nur um die Sorge, das Bett in absehbarer Zeit nicht mehr verlassen zu können. Für Frau C. war es tatsächlich ebenso wichtig, «anderen Menschen nicht zur Last zu fallen».

Dies war der Moment, in dem sich ihre Tochter zum ersten Mal in unser Gespräch einschaltete. Sie versicherte eindringlich, dass es für sie überhaupt keine Last, sondern vielmehr eine Freude sei, ihre Mutter zu pflegen. Frau C. antwortete darauf in ihrer typischen, liebevollen, aber auch resoluten Art: «Schätzchen, ich weiß doch, dass ich für *dich* keine Last bin, aber der Punkt ist, dass ich *mich selbst* als Last empfinde – und nur darum geht es! Es wird dir vielleicht schwerfallen, das jetzt zu akzeptieren, aber ich bin sicher, du wirst mir in ein paar Wochen zustimmen, dass es nicht nur für *mich*, sondern auch für *dich* die richtige Entscheidung war, jetzt zu gehen, statt darauf zu warten, dass ich auch noch das letzte Fünkchen Würde verliere.»

Frau C. sollte recht behalten: Wenige Wochen nach ihrem Tod erhielt ich ein Schreiben ihrer Tochter, in dem sie mir dafür dankte, dass ich ihrer Mutter einen würdevollen Abschied ermöglicht hatte. Es habe sie zwar gekränkt, als ihre Mutter davon gesprochen habe, ihr nicht zur Last fallen zu wollen, doch im Nachhinein sei ihr klar geworden, dass sie mit «Last» gar nicht die Pflege an sich gemeint habe. Vielmehr sei es ihrer Mutter um das Leid gegangen, das sie als Tochter empfunden hätte, wenn sie damit konfrontiert worden wäre, wie ihre Mutter unter unwürdigen Umständen hätte sterben müssen.

Ihre Mutter sei eine «stolze Frau» gewesen, die nichts stärker verabscheut habe, als von anderen bemitleidet zu werden. Deshalb sei der Freitod für sie die richtige Entscheidung gewesen. «Ich hoffe», so beschloss die Tochter von Frau C. ihren Brief, «dass ich am Ende meines Lebens dieselbe Weitsicht aufbringen werde wie meine Mutter, um nicht nur mir selbst, sondern auch meinen Kindern unnötiges Leid zu ersparen.»

Dass Menschen den Freitod wählen könnten, weil sie keine Belastung für andere sein wollen, wird meist als Argument *gegen* die Suizidbeihilfe verwendet. Aber ich frage Sie: Ist es nicht ein legitimer Ausdruck des Selbstbestimmungsrechts eines Menschen und zudem auch ethisch respektabel, wenn Sterbewillige bei ihrer Entscheidung auch die Gefühle und Interessen ihrer Liebsten berücksichtigen?

Stellen wir uns einmal vor, die Ärzte in Oregon würden Patienten, die als Suizidgrund angeben, niemandem zur Last fallen zu wollen, die Freitodbegleitung verweigern und ihnen erklären: «Es tut mir leid, aber in diesem Fall können wir Ihnen leider nicht helfen, denn bei uns dürfen nur diejenigen selbstbestimmt sterben, denen es gleichgültig ist, ob sie anderen zur Last fallen.» Natürlich wäre so etwas vollkommen absurd! Je genauer man hinschaut, desto klarer wird, dass «anderen nicht zur Last fallen zu wollen» kein Argument gegen die Suizidbeihilfe ist, sondern ein weiteres Argument dafür.

Wenden wir uns in diesem Zusammenhang einem anderen Gegenargument zu: Könnte die Gewährung von Suizidbeihilfe zu einer Reduktion der Leistungen für schwerstkranke oder behinderte Menschen führen? Steigt mit der gesellschaftlichen Akzeptanz von Sterbehilfemaßnahmen die Wahrscheinlichkeit, dass alte, kranke, schwache Menschen in ihrer Not allein gelassen werden, weshalb sie sich in höherem Maße als «Ballastexistenzen» sehen müssten? Die Frage ist: Gibt es Indizien für einen solchen Zusammenhang? Wurden beispielsweise im Zuge der legalen Suizidbeihilfe in Oregon die Leistungen der palliativen Versorgung eingeschränkt?

Das Gegenteil ist der Fall. Seit der Einführung des Death With Dignity Act hat sich die Palliativversorgung in Oregon deutlich verbessert. Schon wenige Jahre nach Inkrafttreten des neuen Sterbehilfegesetzes gaben zwei Drittel aller Ärzte, die mit schwerstkranken Patienten zu tun haben, an, dass sie sich genauer als je zuvor über alle verfügbaren Möglichkeiten der Schmerzbekämpfung informiert hätten.[86] Heute gilt Oregon als der Staat mit der besten Palliativversorgung in den USA.[87] Dies ist schon daran erkennbar, dass über 90 Prozent (!) der Patienten, die im Rahmen des Death With Dignity Act Suizidbeihilfe in Anspruch nahmen, zuvor von einer Hospizeinrichtung betreut wurden.[88] Entsprechend gering ist in Oregon die Angst vor unkontrollierbaren Schmerzen: Nur 23,7 Prozent der Patienten gaben als Grund für ihren Sterbewunsch an, unter unerträglichen Schmerzen zu leiden oder sich vor ihnen zu fürchten.[89] Von solch paradiesisch anmutenden palliativmedizinischen Zuständen sind wir in Deutschland noch weit entfernt!

Die klaren empirischen Befunde aus Oregon werden durch Erfahrungen in den Benelux-Ländern bestätigt. Belgien, Niederlande und Luxemburg haben schon vor Jahren nicht nur die Suizidbeihilfe (wie in Oregon), sondern sogar die «Tötung auf Verlangen» erlaubt. Hat dieser weltweit einzigartige Zustand zu einer «Entsolidarisierung der Gesellschaft» geführt? Fühlen sich Belgier, Holländer, Luxemburger unter Druck gesetzt, gegen ihren Willen zu sterben? Weht durch die romantischen Grachten von Amsterdam der eisige Wind einer «Zivilisation des Todes», vor der der katholische Philosoph Robert Spaemann (im Einklang mit den Äußerungen der letzten Päpste) warnt?[90]

Sicher nicht. Tatsächlich muss man sich um Schwerstkranke in Holland sehr viel weniger Sorgen machen als um ihre Leidensgenossen in Deutschland (von noch papsttreueren Ländern wie Polen ganz zu schweigen). Denn die Benelux-Länder zählen mit Oregon zu den Staaten mit der besten Palliativversorgung der Welt.[91] Warum ist das so? Weshalb sind ausgerechnet die Staaten, die Sterbehilfe gewähren, diejenigen mit der besten Palliativversorgung?

Die Antwort ist einfach: Weil den Patienten die Möglichkeit des selbstbestimmten Sterbens offensteht, können sie sehr viel höhere Ansprüche an die Qualität der ärztlichen Versorgung am Lebensende stellen als die Patienten hierzulande, die mehr oder weniger alternativlos annehmen müssen, was ihnen angeboten wird. Dahinter steht ein altbekanntes ökonomisches Prinzip: *Wahlfreiheit erhöht die Produkt- und Servicequalität!* Und dies gilt offenkundig nicht nur für Handys, Autos, Fotokameras oder Frisöre, sondern auch für die ärztliche Versorgung am Lebensende.

Die Erfahrungen in Oregon und in den Benelux-Ländern haben gezeigt, dass es keinen besseren Weg gibt, den Ausbau der Palliativmedizin zu beschleunigen, als die Freitodbegleitung als ärztliche Aufgabe anzuerkennen. Deshalb ist es eigentlich unverständlich, dass in Deutschland ausgerechnet Palliativmediziner die Suizidbeihilfe bekämpfen (siehe die Darlegungen am Ende des vorangegangenen Kapitels). Ich kann den Kollegen nur empfehlen, die wilden Spekulationen, zu denen weltanschaulich geprägte Philosophen wie Robert Spaemann neigen, kritisch zu hinterfragen und mit den vorliegenden Daten zu vergleichen. Dann wird ihnen sehr schnell klar werden, dass sie mit ihrer ablehnenden Haltung gegenüber der Freitodbegleitung nicht nur die Selbstbestimmungsrechte ihrer Patienten untergraben, sondern auch die Entwicklungsmöglichkeiten ihrer medizinischen Profession.

Weil es so wichtig ist, hier keinen Zweifel aufkommen zu lassen, kehre ich noch einmal zu den Argumenten zurück, die Spaemann und andere gegen die Suizidbeihilfe vorgebracht haben. Im Kern geht es dabei um die Behauptung, dass die Freitodbegleitung zum Einstieg dienen könnte, die «Tötung auf Verlangen» (wie in den Benelux-Ländern) zu legitimieren, was dann bald zu einer «Tötung ohne Verlangen» und letztlich sogar zu einem staatlich verordneten Töten «lebensunwerten Lebens» führen würde.[92] Hat Spaemann recht, wenn er Parallelen zieht zwischen den neuen Euthanasiegesetzen in den Beneluxländern (sie heißen tatsächlich so) und dem alten «Euthanasieprogramm» der Nazis?[93]

Nein, Spaemann hat ganz und gar nicht recht – und es fällt mir schwer, eine halbwegs freundliche Umschreibung dafür zu finden, dass ein deutscher Philosoph, der in der Zeit des Nationalsozialismus aufgewachsen ist und über Jahre rege Kontakte zu extrem autoritären Kreisen gepflegt hat,[94] die Unverfrorenheit besitzt, ausgerechnet Holländer, Belgier, Luxemburger und Schweizer in die Nähe faschistischen Gedankenguts zu rücken! Denn den Nationalsozialisten ging es niemals um «Euthanasie» (wörtlich den «guten, schönen oder leichten Tod»), sondern um systematischen Massenmord an behinderten und psychisch kranken Menschen!

Wer – wie Spaemann – den vernebelnden Sprachgebrauch

der Nazis übernimmt, bagatellisiert den Massenmord und verhöhnt die Opfer! Propagandistisch mag der Vergleich mit den Nazigesetzen vielleicht nützlich sein, ethisch ist er aber ohne jede Relevanz: Denn die Tatsache, dass Menschen fremdbestimmt sterben mussten, kann niemals ein Argument dafür sein, dass sie nicht selbstbestimmt sterben dürfen.[95]

Doch nicht nur das – es geht hier um mehr: Wir müssen endlich begreifen, dass *nirgends die Gefahr größer ist, fremdbestimmt sterben zu müssen, als dort, wo Menschen nicht selbstbestimmt sterben dürfen.* Warum das so ist? Weil in den Ländern, die Freitodbegleitung als ärztliche Aufgabe begreifen, jeder Todesfall dokumentiert wird, während in Staaten, die die Suizidbeihilfe tabuisieren, illegale Sterbehilfemaßnahmen in der «Grauzone» stattfinden[96] – und dort signifikant häufiger auch ohne Zustimmung des Patienten erfolgen.

Eine Studie aus dem Jahr 2005, die ärztliche Entscheidungen am Lebensende in sechs europäischen Ländern miteinander verglich, kam zu dem Ergebnis, dass sich durch die Zulassung des ärztlich assistierten Suizids die Zahl der Fälle reduziert, in denen Patienten fremdbestimmt sterben müssen: «In allen Ländern mit Ausnahme der Schweiz und der Niederlande», so das Fazit der Autoren, «war das Vorkommen von lebensverkürzenden medizinischen Handlungen *ohne* ausdrücklichen Wunsch des Patienten höher als das Vorkommen von lebensverkürzenden Handlungen *mit* ausdrücklichem Wunsch des Patienten. Vielleicht sind eine offene Debatte und eine tolerante Praxis doch nicht so schlecht, wie oft behauptet.»[97]

Kritiker der Sterbehilfe, die die Praxis der Niederlande kritisieren, weil es dort mitunter auch zu illegalen Formen der Sterbehilfe kommen soll, übersehen, dass dies in den Ländern, die die Freitodbegleitung ablehnen, sehr viel häufiger der Fall ist. Naturgemäß gibt es zu solchen «Hilfemaßnahmen in der Grauzone», bei denen Ärzte das Leben ihrer Patienten ohne deren Zustimmung verkürzen, keine gesicherten Daten, aber immerhin einige anonyme Ärzteumfragen. Die Medizinethiker Edgar Dahl und Neil Levy kamen nach Durchsicht solcher Studien zu folgender Einschätzung: «In Australien beläuft sich die Zahl der Fälle, in denen Ärzte eine lebenserhaltende Behandlung ohne vorherige Einwilligung des Patienten abbrechen, auf 20 Prozent. In Neuseeland liegt sie bei 48 Prozent. Und in Italien und Schweden werden sogar mehr als 50 Prozent aller ärztlichen Entscheidungen am Lebensende schlichtweg über den Kopf der Patienten hinweg getroffen.»[98]

Die Prozentzahlen in Deutschland dürften sich auf ähnlich hohem Niveau wie in Italien und Schweden befinden. Darauf deutet eine Umfrage unter Palliativmedizinern hin, die 2004 veröffentlicht wurde. Das Ergebnis ist bemerkenswert: «Obgleich 90,4 Prozent der deutschen Palliativmediziner es für *moralisch unzulässig* hielten, einem sterbenden Patienten *auf dessen ausdrücklichen Wunsch* hin aktive Sterbehilfe zu leisten, betrachteten es 63,3 Prozent doch für *moralisch zulässig*, lebenserhaltende medizinische Maßnahmen *ohne dessen ausdrücklichen Wunsch* abzubrechen.»[99]

Wie wir gesehen haben, muss man die Argumentation, die Spaemann und seine Mitstreiter vorgelegt haben, komplett umkehren, um die Wirklichkeit angemessen zu beschreiben: Nicht die *Gewährung*, sondern die *Verhinderung* der ärztlichen Suizidassistenz erhöht die Gefahr, dass Patienten «ohne Verlangen» getötet werden! Denn je geringer die Selbstbestimmung am Lebensende, desto größer die Fremdbestimmung. Es ist daher unbedingt erforderlich, dass das Individuum die volle Verfügungsgewalt über sein Leben erhält, das heißt: selbstbestimmt leben und sterben darf. Überträgt man nämlich dieses Recht auf andere (ob nun «die Gesellschaft» oder «die Ärzte»), so steigt das Risiko, dass über das Leben und Sterben der Menschen über ihre Köpfe hinweg entschieden wird.

Ein anderer Sachverhalt müsste die Gegner der Sterbehilfe eigentlich noch stärker verunsichern: Die empirischen Daten zeigen nämlich, dass dort, wo die Freitodbegleitung als ärztliche Aufgabe begriffen wird, nicht nur die Wahrscheinlichkeit geringer ist, dass Ärzte das Leben ihrer Patienten *ohne deren Einverständnis* beenden. Auch *insgesamt* kommt es dort seltener zu lebensverkürzenden Maßnahmen: So stirbt in Oregon nur einer von 1000 Menschen mit ärztlicher Hilfe, im US-Durchschnitt jedoch einer von 250. In den Bundesstaaten, in denen die Suizidbeihilfe offiziell verboten ist, «sterben demnach viermal so viele Patienten mit ärztlicher Hilfe als in dem Bundesstaat, in dem sie erlaubt ist.»[100] Man könnte also sagen: Die Gegner der Sterbehilfegegner fördern die Häufigkeit von Sterbehilfemaßnahmen paradoxerweise gerade dadurch, dass sie sie so vehement bekämpfen.

Zu einer ähnlichen Überraschung gelangt man bei näherer Überprüfung einer weiteren Aussage der Sterbehilfegegner, die immer wieder vorgebracht wird: dass nämlich durch die Akzeptanz der Freitodbegleitung die Hemmschwelle sinken und es somit häufiger zu Suiziden in einer Gesellschaft kommen würde. Die empirischen Daten deuten auch hier in die andere Richtung: So haben in der Schweiz zwar die Freitodbegleitungen zugenommen, die «unbegleiteten Suizide» aber mitnichten. Sie sind sogar deutlich zurückgegangen, von 1419 im Jahr 1995 auf 1037 Suizide 2012.[101]

Betrachtet man assistierte und unbegleitete Selbsttötungen zusammen, so blieb die Suizidrate in der Schweiz zwar auf gleichem Niveau.[102] Jedoch hat sich die Zahl der *gescheiterten Suizidversuche* (die mindestens 10 bis 15 Mal höher ist als die Zahl der gelungenen Suizide) sowie der *«harten Selbsttötungen»* (gemeint ist damit, dass sich Menschen erhängen, erschießen, in die Tiefe stürzen oder vor einen Zug werfen) deutlich verringert: Während sich 1995 noch 392 Schweizer erschossen, waren es 2012 «nur» mehr 205.[103]

Daraus ist zu folgern: Wer die Suizidbeihilfe gestattet, verhindert damit eine höhere Zahl von Suizidversuchen mit all den schrecklichen Begleiterscheinungen, die damit verbunden sind. Zudem hält er verzweifelte Menschen davon ab, sich auf eine Weise umzubringen, die nicht nur für sie selbst, sondern auch für ihre Umgebung eine große Belastung darstellt. (Die Hintergründe des paradox erscheinenden Phänomens, dass gerade die Gewährung von Suizidbeihilfe Suizidversuche verhindert, werde ich in Kapitel 7 erläutern.)

Ziehen wir eine Bilanz: Wir haben gesehen, dass auf der Basis der uns vorliegenden empirischen Befunde die Schreckensszenarien, die Sterbehilfegegner mit der Suizidbeihilfe verbinden, höchst unrealistisch sind. Deshalb ist es auch nicht korrekt, ihre Wortmeldungen als «Kassandrarufe» einzustufen. Denn Kassandra war ja von den Göttern dazu verflucht worden, Richtiges vorauszusehen, ohne dafür Gehör zu finden. Sterbehilfegegner wie Robert Spaemann hingegen scheinen vom umgekehrten Fluch betroffen zu sein: Sie sehen zwar nichts Richtiges voraus, finden damit aber in den Medien, der Politik und der Ärzteschaft viel Gehör.

Da mir aus der griechischen Mythologie keine Gestalt bekannt ist, die einem solch merkwürdigen Fluch ausgeliefert war, möchte ich die Untergangsprognosen der Sterbehilfegegner als «Stifelrufe» bezeichnen, weil sie mich an den evangelischen Mathematiker und Theologen Michael Stifel (1487–1567) erinnern, der geglaubt hatte, mit Hilfe der Bibel berechnen zu können, dass die Welt am 19. Oktober 1533 – und zwar exakt um 8 Uhr morgens – untergehen werde. Als der prophezeite Weltuntergang nicht eintraf, wurde Stifel von den Bürgern der Gemeinde Lochau, die er mit seinen apokalyptischen Predigten in Angst und Schrecken versetzt hatte, mit einer ordentlichen Tracht Prügel und vier Wochen Gefängnis bedacht. Danach verspürte Stifel keine Lust mehr, Weltuntergangsberechnungen durchzuführen.[104]

Was verbindet Spaemann und Stifel, der ein enger Freund Martin Luthers war, miteinander? Nun, sie begingen denselben Fehler, indem sie ihre Prognosen auf der Basis von *weltanschaulich bedingten Wahrnehmungsverzerrungen* formulierten. Es ist nun einmal so, dass Menschen, die von der Wahrheit ihres Glaubens überzeugt sind, in besonderem Maße dazu neigen, widersprechende Fakten auszublenden oder im Sinne ihres Weltbildes umzudeuten. In der Sozialpsychologie wird diese Neigung «kognitive Dissonanz» genannt – und es ist wohl kein Zufall, dass Leon Festinger dieses Konzept entwickelte, nachdem er eine amerikanische Weltuntergangssekte dabei beobachtet hatte, wie sie das Ausbleiben ihrer Prophezeiung (dieses Mal sollte die Erde am 20. Dezember 1954 untergehen) kognitiv verarbeitete.[105]

Gewiss: Robert Spaemann hat mit der Gewährung der Suizidbeihilfe nicht gleich den Untergang der Welt verbunden. Aber so etwas wie den «Untergang des Abendlandes», sprich: den Verlust «christlicher Werte», scheint er durchaus zu befürchten.[106] Doch liegt er mit dieser Einschätzung richtig? Zielt die Freitodbegleitung wirklich auf eine «Umwertung aller

Werte»? Müssen Christen Sterbehilfe ablehnen? Und weshalb wird der Suizid überhaupt geächtet? Diesen Fragen wenden wir uns im folgenden Kapitel zu, in dem wir einen Blick auf die weltanschaulichen und kulturellen Hintergründe der Debatte werfen.

KAPITEL 6

Das Kreuz mit der Kirche
Eine kurze Kulturgeschichte des Suizids

Nur wenige Menschen waren ihrer Zeit so weit voraus wie der griechische Philosoph Epikur, der im Jahr 341 vor Chr. auf der Insel Samos geboren wurde. Epikur erklärte, dass die Welt aus Atomen bestehe, deren Zusammenspiel die Materie im Universum hervorbringe, was zwei Jahrtausende später den Siegeszug der Naturwissenschaften begründete. Er formulierte wesentliche Elemente der Evolutionstheorie, mit der Charles Darwin im 19. Jahrhundert das traditionelle Weltbild erschütterte.[107] Er lehrte, dass es im Leben nicht um Ruhm, Macht oder Reichtum gehe, sondern um das Streben nach Glückseligkeit, was durch Thomas Jefferson Aufnahme in die Amerikanische Unabhängigkeitserklärung fand.[108] Und mit der Erkenntnis, dass die Werte des Zusammenlebens nicht vorgegeben seien, sondern unter den Menschen zum gegenseitigen Nutzen ausgehandelt werden, nahm Epikur auch noch die Idee des Gesellschaftsvertrags vorweg, auf der heute jeder moderne Rechtsstaat gründet.[109]

Im berühmten Garten des Epikur – der Philosoph hatte 306 ein Grundstück in Athen erworben, auf dem die ersten 200 Epikureer lebten, arbeiteten und diskutierten – waren viele Konventionen seiner Zeit außer Kraft gesetzt. So zählten zu Epikurs Freunden und Schülern nicht nur «freie Männer», sondern auch Frauen und Sklaven – damals ein Skandal. Nicht weniger skandalös war, dass der griechische Gelehrte nicht nur Religion als organisierten Schwindel ablehnte, da die Götter nicht ins Weltgeschehen eingreifen würden, sondern auch der weitverbreiteten Vorstellung von der «Unsterblichkeit der Seele» keinen Glauben schenkte.

Weil der Tod absolute Empfindungslosigkeit bedeute, so Epikurs revolutionäre Botschaft vor 2300 Jahren, müsse sich niemand vor ihm fürchten. Denn: «Wenn wir da sind, ist der Tod nicht da, aber wenn der Tod da ist, sind wir nicht mehr. Er geht also weder die Lebenden noch die Gestorbenen an; für die einen ist ja er nicht vorhanden, die anderen sind aber für ihn nicht mehr vorhanden.»[110]

Aus der Einsicht, dass das Leben endlich ist, leiteten die Epikureer ihren berühmten Wahlspruch «Carpe diem» («Pflücke den Tag») ab. Doch das bedeutete für sie nicht, dass das Leben unter allen Umständen fortgesetzt werden müsse. Epikur lehrte vielmehr: «Wie [der Weise] bei der Speise nicht die größere Menge, sondern das Wohlschmeckendste vorzieht, so will er sich nicht eines möglichst langen, sondern eines möglichst angenehmen Lebens erfreuen.»[111] Da es keinen «Zwang zu leben» gebe, stehe es selbstverständlich jedem Menschen frei, aus dem Leben zu scheiden, «wenn er gründlich mit sich zu Rate gegangen ist».[112]

Epikur *lebte* nicht nur, er *starb* auch im Einklang mit seiner Lehre: Als er das Alter von 70 Jahren erreicht hatte, wurde er von unerträglichen Schmerzen heimgesucht. An seinem Todestag schrieb er einen Brief an seinen Schüler Idomeneus, in dem es hieß, dass «an diesem wahrhaft glücklichen Tag meines Lebens, der mein letzter ist», die «Schmerzen durch Harnzwang» eine solche Stärke erreicht hätten, «dass sie sich nicht mehr steigern können.»[113] Doch all diese Schmerzen, so Epikur weiter, würden aufgewogen durch «die Freude meines Herzens an die Unterredungen, die wir miteinander geführt haben»[114]. Epikur trug Ideomeneus noch auf, für die Kinder seines Schülers Metrodoros zu sorgen, der sieben Jahre zuvor gestorben war. Dann ließ er sich schweren, unverdünnten Wein reichen, setzte sich in eine mit warmem Wasser gefüllte Wanne und schnitt sich die Pulsadern auf.

Der nur selten thematisierte Suizid des Epikur[115] weist alle Merkmale eines *Freitods im modernen Sinne* auf[116] – im Gegensatz zu den sehr viel bekannteren, *erzwungenen Selbsttötungen* der Philosophen Sokrates und Seneca, die man eigentlich gar nicht als Suizide bezeichnen sollte, auch wenn dies hin und wieder geschieht. Denn Sokrates wurde 399 v. Chr. als «Verderber der Jugend» und «Gottloser» vom attischen Gericht dazu verurteilt, den Schierlingsbecher zu leeren, Seneca im Jahr 65 n. Chr. als vermeintlicher Beteiligter am Mordkomplott gegen Kaiser Nero genötigt, sich das Leben zu nehmen.

Glaubt man den Schilderungen Platons, hätte Sokrates nach dem Urteilsspruch die Gelegenheit nutzen können, der Haft zu entfliehen und dem sicheren Tod zu entgehen. Seine Freunde hatten ihn zur Flucht ermuntert, doch Sokrates entschied sich dagegen. Platon lässt seinen Lehrer die Beweggründe für diese Entscheidung folgendermaßen erläutern:[117] Zwar sei das Urteil gegen ihn ungerecht gewesen, doch wenn er sich dem Urteil entziehe, so würde er die Gesetze untergraben und somit selbst schweres Unrecht begehen. Zudem könne er durch eine Flucht nur seinen Körper retten, das Wichtigste aber, seine «unsterbliche Seele», würde Schaden nehmen. Deshalb sei es besser, sich dem Urteil zu unterwerfen und zu sterben. Andernfalls müsse er nicht nur die Schmach ertragen, seine Grundsätze verraten zu haben, sondern auch damit rechnen, als Übeltäter im Totenreich bestraft zu werden.

Den Tod, so Sokrates weiter, müsse der weise, gerechte

Mensch nicht fürchten. Es sei für ihn eine Wohltat, wenn sich die unsterbliche Seele endlich vom Körper löse. Allerdings dürfe sich der Mensch diese Wohltat des Todes nicht selbst erweisen, sondern müsse darauf warten, bis sie ihm zuteil werde. Der einzelne Mensch dürfe sich nämlich von dem «Wachposten», zu dem er berufen sei, erst dann entfernen, wenn dies von den Göttern gewollt werde.

Obgleich der platonische Sokrates ebenso wenig Angst vor dem Tod zeigte wie Epikur, könnten die Unterschiede zwischen den beiden Philosophen kaum größer sein: Während Epikur die sinnlichen Empfindungen des Körpers pries, betrachtete Sokrates sie als Gefährdung für das Seelenheil. Während Epikur lehrte, dass der Sinn des Lebens im Leben selbst liege und die Seele mit dem Körper sterbe, meinte Sokrates, dass sich der Sinn des Lebens erst nach dem Tod zeige, wenn der Mensch für seine Taten belohnt oder bestraft werde. Während Epikur den Suizid als Ausdruck der individuellen Selbstbestimmung zuließ, lehnte Sokrates ihn ab, weil er glaubte, dass der Mensch nur fremdbestimmt, nämlich im Einklang mit dem Willen der Götter, sterben dürfe.

Aus der Sicht des Sokrates handelte es sich daher keineswegs um einen frevelhaften Suizid, sondern um eine ehrenvolle Unterwerfung unter das Schicksal, als er die Flucht ausschlug und die «Wohltat des Todes» durch das Leeren des Schierlingsbechers in Empfang nahm. In diesem Sinne stilisierte Platon auch die letzten Stunden seines Lehrers: Sokrates sei nicht nur gefasst, sondern mit Freude seinem Ende entgegengetreten, heißt es in Platons Buch «Phaidon».[118] Er habe den Giftbecher «wohlgemut und ruhig» ausgetrunken. Danach sei die Lähmung langsam von den Füßen aufwärts nach oben gewandert. Als er keine Gefühle mehr im Unterleib verspürte, habe Sokrates die Anweisung gegeben, Asklepios, dem Gott der Heilkunst, den wir bereits im hippokratischen Eid kennengelernt haben, einen Hahn zu opfern (vermutlich, weil Sokrates im Tod die «große Heilung» sah). Kurz nach diesen letzten Worten sei der Mann, der «an Einsicht und Gerechtigkeit überhaupt von niemandem übertroffen ward», gestorben.[119]

Platon hat sich sehr bemüht, das Sterben seines Lehrers als würdevollen Akt zu beschreiben. Doch die Realität sah zweifellos anders aus, denn eine Vergiftung mit dem Extrakt des Gefleckten Schierlings ist mit fürchterlichen Qualen verbunden. Sokrates musste nach dem Leeren des Schierlingsbechers schlimme Krämpfe und Schmerzen durchstehen und erstickte am Schluss bei vollem Bewusstsein. Ein sanfter Tod war ihm sicherlich nicht vergönnt.

Der römische Philosoph, Dramatiker und Politiker Seneca lebte mehr als 400 Jahre nach Sokrates und mehr als 300 Jahre nach Epikur. Er vertrat als einer der maßgeblichen Vertreter des Stoizismus eine dritte Sichtweise des Suizids, die sich sowohl von der sokratisch-platonischen als auch von der epikureischen Tradition in wesentlichen Punkten unterschied. Zunächst einmal war Seneca wie Epikur davon überzeugt, dass der Mensch das Recht habe, selbstbestimmt zu sterben. In seinen berühmten «Briefen über Ethik an Lucilius» heißt es dazu: «Wie hätte das ewige Gesetz besser verfahren können als so, dass es uns einen einzigen Eingang ins Leben gab, der Ausgänge aber viele. Soll ich wirklich auf die Grausamkeit einer Krankheit oder eines Menschen warten, während es in meiner Macht steht, allen Folterqualen aus dem Weg zu gehen? (...) Dies ist ja das einzige, das uns keinen Grund gibt, über das Leben zu klagen: es hält niemanden fest.»[120]

Im Unterschied zu Epikur sprach Seneca allerdings nicht nur vom Recht, sterben zu dürfen, sondern meinte, dass der Mensch zum Suizid geradezu verpflichtet sei, wenn sein Weiterleben mit Qualen verbunden ist und für die Gemeinschaft keinen Nutzen mehr erbringe: «Daher lebt der Weise nicht, solange er kann, sondern solange die Pflicht es erfordert. (...) Früher oder später zu sterben ist ohne Belang; von Belang ist allein, ob du tadellos oder schimpflich stirbst. Tadellos aber sterben heißt der Gefahr entgehen, schlecht zu leben.»[121]

Wie Sokrates und Epikur zuvor starb auch Seneca im Einklang mit seiner Lehre: Als ihm sein ehemaliger Zögling Nero befahl, Suizid zu begehen (Seneca war in Verdacht geraten, an der misslungenen «Pisonischen Verschwörung» beteiligt gewesen zu sein, bei der Nero beseitigt und durch Gaius Piso ersetzt werden sollte), zögerte Seneca nicht lange, den Befehl auszuführen. Allerdings stieß der große Theoretiker des Suizids auf unerwartete praktische Probleme: Erst beim dritten Versuch glückte ihm die Selbsttötung. Zuerst hatte er sich die Pulsadern geöffnet, dann einen Schierlingsbecher geleert, bevor er am Ende im Dampfbad erstickte.

Der Stoizismus war etwa zeitgleich mit der epikureischen Denkschule in Griechenland entstanden, aber er kam erst im römischen Imperium zur vollen Blüte. Denn die stoischen Tugenden Leidenschaftslosigkeit (Apatheia), Selbstgenügsamkeit (Autarkie) und Unerschütterlichkeit (Ataraxie) passten hervorragend zum soldatischen Selbstbild der römischen Führungselite. Deshalb ist es auch nicht verwunderlich, dass Staatsmänner wie Seneca (die «graue Eminenz» in den ersten Regierungsjahren Neros) und Mark Aurel (römischer Kaiser von 161 bis 180) zu den wichtigsten Autoren der Stoa gehören. Die Lehre Epikurs hingegen galt den Römern wegen ihrer Betonung individueller Befindlichkeiten als «verweichlicht» und «unmännlich», weshalb sie hauptsächlich Anklang bei Frauen fand, unter Sklaven sowie bei Dichtern wie Lukrez, Vergil oder Horaz.

Dass der Suizid im römischen Imperium als «ruhmreicher Tod» gefeiert wurde, ging also vor allem auf die Verbreitung stoischen Gedankenguts zurück. Die in vielen «Sandalenfilmen» gezeigten Szenen von römischen Kriegern, die sich bei aussichtsloser Lage ins eigene Schwert stürzen, sind in dieser Hinsicht durchaus authentisch. Gefangengenommen zu werden, galt als Schmach, der sich ehrbare Soldaten nicht aussetzen wollten.

Als besonders «heroisch» galt den Stoikern der Tod durch «Sterbefasten» (siehe hierzu die Ausführungen im 1. Kapitel), das unter anderem Kaiser Mark Aurel praktizierte. Auf einem Feldzug im Jahr 180 n. Chr. unheilbar erkrankt (möglicherweise an der Pest, vielleicht auch an Krebs), ließ Aurel seinen Sohn Commodus zu sich rufen, um ihm die militärische Leitung zu übertragen. Danach verzichtete er auf Essen und Trinken, sodass er wenige Tage später im Alter von 58 Jahren starb.

Halten wir fest: In der Antike hatte der Suizid keineswegs den negativen Ruf, der heute mit ihm verbunden ist. Auch wenn zwei der vier großen antiken Philosophieschulen, nämlich die Akademie Platons und das Lykeion des Aristoteles, den Suizid ablehnten, wurde er durch den Einfluss der Epikureer und vor allem der Stoiker im Großen und Ganzen eher positiv als negativ bewertet.

Dies änderte sich jedoch mit der zunehmenden Ausbreitung des Christentums, das Ende des vierten Jahrhunderts unter Kaiser Theodosius zur offiziellen Staatsreligion des römischen Reiches erhoben wurde. Theologisch ist die negative Haltung, die die Kirchen gegenüber der Selbsttötung zeigten, verwunderlich.

Denn in der Bibel ist von einem ausdrücklichen Suizidverbot nirgends die Rede. Im Gegenteil: Von dem großen Glaubenshelden Samson wird sogar berichtet, dass er mit Gottes Hilfe nicht nur sich selbst tötete, sondern auch noch 3000 Philister mit in den Tod riss, als er eine große Halle über sich zum Einsturz brachte.[122] Man könnte Samson also mit guten Gründen als antiken Vorläufer der Selbstmordattentäter des 11. September bezeichnen, die eine ähnliche Zahl von Opfern verursachten und sich dabei ebenfalls auf den Willen Gottes beriefen.

Auch im Neuen Testament findet sich keine Stelle, in der der Suizid als Sünde bewertet wird. Im «Brief an die Hebräer» wird der «Selbstmordattentäter» Samson sogar als einer der großen Männer des Glaubens gewürdigt.[123] In dieser Traditionslinie sahen es die frühen Theologen auch keineswegs als Frevel, sondern vielmehr als «heroische Glaubenstat» an, wenn sich Christinnen lieber selbst töteten, als ihren Glauben oder ihre Keuschheit preiszugeben. Viele dieser «Märtyrerinnen» werden in der katholischen und orthodoxen Kirche bis heute als Heilige verehrt.[124]

Erst Kirchenvater Augustinus leitete einen radikalen Wandel ein. In seinem im Jahr 426 vollendeten Werk «Vom Gottesstaat» («De civitate Dei») erklärte der wichtigste Theologe des Abendlandes, dass der Mensch sich nicht das Leben nehmen dürfe, weil es ihm von Gott geschenkt sei. Nur Gott allein sei der Richter über Leben und Tod. In seiner Beweisführung dehnte Augustinus das fünfte Gebot «Du sollst nicht morden» auf den Suizid aus.[125] Allerdings war ihm bewusst, dass das fünfte Gebot keineswegs ein generelles Tötungsverbot bedeutete, da Gott die Gläubigen in der Bibel immer wieder dazu aufruft, Glaubensfeinde nicht am Leben zu lassen, weshalb auch Augustinus die Todesstrafe für Heiden und Häretiker ausdrücklich legitimierte.[126]

In Ermangelung eines triftigen biblischen Arguments gegen

den Suizid blieb dem Kirchenlehrer nichts anderes übrig, als sich auf die heidnischen Philosophen Sokrates bzw. Platon zu berufen. Diese hatten ja die Selbsttötung abgelehnt, weil der Mensch seinen «Wachposten» nicht eigenmächtig verlassen dürfe, sondern sich dem Willen der Götter unterwerfen müsse. Augustinus verknüpfte dieses klassische platonische Argument mit der christlichen Lehre[127] und deutete den Suizid als Verstoß gegen die «Liebe zum lebendigen Gott». Selbsttötungen ließ er nur zu, wenn sie auf «göttlichen Befehl» erfolgten, was der Kirchenvater nicht nur im Fall des biblischen Samson unterstellte, sondern auch bei den christlichen Märtyrerinnen, die sich getötet hatten, um ihre Keuschheit nicht zu verlieren.[128]

Auf dieser Lehre aufbauend befasste sich die katholische Kirche auf mehreren Konzilen mit der Frage, wie man mit «Selbstmördern» umzugehen habe. Das Konzil von Arles erklärte im Jahr 452, dass Menschen, die ihrem Leben ein Ende setzen, vom Teufel besessen seien. Auf dem Konzil von Braga im Jahr 563 wurde beschlossen, Selbstmördern das kirchliche Begräbnis zu verweigern. In Toledo wurden 693 die Fürbittgebete für Selbstmörder im Gottesdienst verboten. Außerdem wurden diejenigen, die sich eines Selbstmordversuchs schuldig gemacht hatten, für zwei Monate aus der «Gemeinschaft der Gläubigen» ausgeschlossen und durften die Kommunion nicht in Empfang nehmen.

Nach und nach übernahmen die weltlichen Gesetzgeber die kanonischen Strafen der katholischen Kirche. So wurden «Selbstmörder» im Mittelalter sogar nachträglich «hingerichtet». In vielen Ortschaften Europas wurde der Leichnam an einem Baum aufgehängt oder vor die Tore der Stadt geschleift, um ihn den Hunden und Vögeln zum Fraß zu überlassen. In München wurde der Körper eines «Selbstmörders» in einem Fass in die Isar geworfen. In Paris zerrte man den Leichnam mit dem Gesicht nach unten über das Kopfsteinpflaster und hängte ihn am Richtplatz an den Füßen auf. Weit verbreitet war auch das Begraben des Toten an einer Weggabelung, wobei man dem Leichnam einen Holzpfahl in die Brust schlug, um sicherzustellen, dass der Tote die Lebenden nicht als Geist heimsuche.[129]

In seiner «Constitutio Criminalis Carolina» von 1532 verfügte Kaiser Karl V., alle Güter eines Menschen zu konfiszieren, der sich selbst das Leben genommen hatte. Zur gleichen Zeit mehrten sich allerdings auch christliche Stimmen, die eine andere Sichtweise des Suizids verlangten.[130] Zu einer nachhaltigen Auflehnung gegen das Verbot der Selbsttötung kam es jedoch erst im Zeitalter der Aufklärung.

Der französische Philosoph und Staatstheoretiker Charles de Montesquieu, auf den das demokratische Prinzip der Gewaltenteilung in Legislative, Exekutive und Judikative zurückgeht, gehörte zu den Ersten, die die Behandlung der «Selbstmörder» durch die geistlichen und weltlichen Gerichte anprangerten: «In Europa sind die Gesetze sehr streng gegenüber den Selbstmördern», schrieb er in seinen 1721 erschienenen «Persischen Briefen», «sie müssen sozusagen ein zweites Mal den Tod erleiden. Sie werden in unwürdiger Weise durch Straßen geschleift, man erklärt sie für ehrlos und zieht ihre Güter ein. Nach meiner Ansicht sind diese Gesetze sehr ungerecht. (...) Das Leben wurde mir als eine Vergünstigung gewährt; folglich kann ich es zurückgeben, wenn es keine mehr darstellt.»[131]

Der italienische Rechtsgelehrte Cesare Beccaria, der mit seinen 1764 veröffentlichten Argumenten gegen Folter und Todesstrafe Strafrechtsreformen in ganz Europa auslöste, zeigte auf, dass Strafen im Falle von Selbstmord entweder «einen Unschuldigen oder einen kalten und fühllosen Körper treffen», wobei Letzteres so wenig Eindruck mache «wie das Auspeitschen einer Statue».[132] Die Bestrafung des Suizids sei daher «nutzlos und ungerecht».[133] Auch Voltaire setzte sich dafür ein, dass eine aufgeklärte Gesellschaft es ihren Bürgern gestatten sollte, ihrem eigenen Leben ein Ende zu setzen, wenn sie es als unerträglich empfinden. Als Gast am Hofe Friedrichs des Großen gelang es ihm sogar, den Preußenkönig dazu zu bewegen, die Selbsttötung 1752 als Straftat aus dem Gesetzbuch zu streichen. Unter dem Einfluss der französischen Philosophen Jean-Jacques Rousseau, Denis Diderot und Henri Thiry d'Holbach verschwand 1791 auch in Frankreich der Paragraph, der den Suizid unter Strafe stellte.

Trotz dieser Rechtsreformen stand die Selbsttötung noch lange nicht wieder in dem Ansehen, das sie bei Epikureern und Stoikern genossen hatte. Die auf Augustinus zurückgehende christlich-platonische Ächtung des Suizids hatte das Denken der Menschen über so viele Jahrhunderte geprägt, dass selbst Aufklärungsphilosophen wie Immanuel Kant meinten, es verstoße gegen das «oberste Sittengesetz», wenn sich ein Mensch selbst töte.[134] Im deutschen Sprachraum drückte sich diese ablehnende Haltung bereits in der Wortwahl aus, denn statt des neutralen lateinischen Begriffs «Suizid», der sich im englischen und französischen «suicide» widerspiegelt, griff man hierzulande auf das von Martin Luther eingeführte Wort «Selbstmord» zurück, das die Selbsttötung automatisch mit einer heimtückischen, verbrecherischen Handlung («Mord») in Verbindung brachte.[135]

Immerhin: Als Ausgleich für den negativen Begriff des «Selbstmordes» tauchte Anfang des 20. Jahrhunderts ein positiver Begriff auf, der sich in dieser Form in kaum einer anderen Sprache finden lässt: der «Freitod». Diese Wortschöpfung ging zurück auf das Kapitel «Vom freien Tode» aus Friedrich Nietzsches Werk «Also sprach Zarathustra».

Friedrich Nietzsche, 1844 als Sohn eines evangelischen Landpfarrers geboren, hatte sein Theologiestudium zum Entsetzen der Familie bereits nach einem Semester abgebrochen, um sich voll und ganz der klassischen Philologie widmen zu können. Von seiner Ausbildung her war Nietzsche also Spezialist für Latein und Altgriechisch – kein Fachgebiet, dem man unbedingt nachsagt, mit revolutionären Umwälzungen in Verbindung zu stehen. Doch in Nietzsches Fall führte gerade die Beschäftigung mit den Denkern der Antike dazu, dass er als «der Philosoph mit dem Hammer» und «Umwerter aller Werte» in die Geschichte einging.[136]

Nietzsche hatte erkannt, dass die weltanschaulichen Auseinandersetzungen seiner Zeit auf Gegensätze zurückzuführen waren, die bereits zwei Jahrtausende zuvor in den vier großen antiken Denkschulen zum Vorschein gekommen waren. Das Christentum, so seine Analyse, hatte vor allem die platonische sowie die mit dem Platonismus eng verwandte aristotelische Tradition beerbt. Den Theologen war es sogar gelungen, Elemente der Stoa in ihre Lehre einzuarbeiten, passte doch die stoische Betonung der Mühsal des Lebens hervorragend zur christlichen Vorstellung vom «irdischen Jammertal».

Nur mit der epikureischen Schule stand die Theologie von Anfang an auf Kriegsfuß, wie Nietzsche feststellte.[137] Denn Epikur hatte im Unterschied zu Platon, Aristoteles und Seneca alles bestritten, was für das Christentum wesentlich war – nicht nur die «Unsterblichkeit der Seele» und die «Wirkmacht der Götter», sondern auch bereits die grundlegende Vorstellung, dass die Welt von vernünftigen Prinzipien (Gott, Logos) gelenkt werde. Und Nietzsche war sich sicher, dass Epikur mit seinen Argumenten gegen die Vorstellungen von Schuld und Sühne, Unterwelt und Hölle gesiegt hätte, wenn nicht das Christentum «den bereits verwelkenden Glauben an die unterirdischen Schrecknisse in seinen besonderen Schutz» genommen hätte.[138]

Deshalb sei es erst den modernen Wissenschaften, die «Punkt um Punkt an Epikurs Philosophie angeknüpft, das Christentum aber Punkt um Punkt zurückgewiesen haben»,[139] gelungen, den Gedanken vom «endgültigen Tode» zurückzuerobern – für Nietzsche eine der größten Errungenschaften seiner Zeit.[140] Aufbauend auf diesen Einsichten entwickelte Nietzsche seine eigenen Vorstellungen vom selbstbestimmten Sterben: «Ich spreche vom unfreiwilligen (natürlichen) und vom freiwilligen (vernünftigen) Tode. Der natürliche Tod ist der von aller Vernunft unabhängige, der eigentlich unvernünftige Tod, bei dem die erbärmliche Substanz der Schale darüber bestimmt, wie lange der Kern bestehen soll oder nicht.»[141]

In seinem Buch «Also sprach Zarathustra» wurde Nietzsche noch deutlicher. Schon an den Anfang des Kapitels «Vom freien Tode» setzte er die programmatischen Worte: «Viele sterben zu spät, und einige sterben zu früh. (...) Stirb zur rechten Zeit; also lehrt es Zarathustra.»[142] Ein «grinsender Tod, der heranschleicht wie ein Dieb – und doch als Herr kommt», war ihm verhasst. Er lobte «den freien Tod, der mir kommt, weil *ich* will»[143]. «Frei zum Tode und frei im Tode», hieß die Parole. Der Mensch solle ein «Nein-Sager» sein, «wenn es nicht Zeit mehr ist zum Ja».[144] Nietzsche hoffte auf «Prediger des *schnellen Todes*» – auch wenn alle anderen «den langsamen Tod predigen und Geduld mit allem ‹Irdischen›».[145] Mit solcher Geduld nämlich würde den meisten ihr Sterben «schlecht geraten».[146]

Bedauerlicherweise zählte Friedrich Nietzsche selbst zu den Menschen, denen das Sterben «schlecht geraten» ist. Bei einem Aufenthalt in Turin im Januar 1889 erlitt der erst 44-jährige Nietzsche – wahrscheinlich infolge einer fortgeschrittenen Syphilis – einen Zusammenbruch, von dem er sich nie wieder erholte. Seine letzten elf Jahre verbrachte er in geistiger Umnachtung. Nach mehreren Schlaganfällen gelähmt, konnte er weder sprechen noch stehen. Von der steigenden Bekanntheit seiner Philosophie bekam er nichts mehr mit. Ein letzter Schlaganfall sowie eine Lungenentzündung bedeuteten das Ende: Friedrich Nietzsche, der große Vordenker des Freitods, starb am 25. August 1900 in genau der Weise, die er stets verabscheut hatte: ohnmächtig und fremdbestimmt.

Wenn wir uns nach diesem Streifzug durch die Kulturgeschichte des Suizids der aktuellen Debatte zuwenden, so stellen wir fest, dass sich an den grundlegenden Positionen sehr wenig geändert hat. So begründet die katholische Kirche ihre ablehnende Haltung gegenüber dem Suizid noch immer mit den christlich-platonischen Argumenten, die Augustinus vor 1600 Jahren vorgelegt hat. Im aktuellen Katechismus der katholischen Kirche heißt es dazu: «Wir sind nur Verwalter, nicht Eigentümer des Lebens, das Gott uns anvertraut hat. Wir dürfen darüber nicht verfügen.»[147] Daher sei der «Selbstmord» nicht nur eine «schwere Verfehlung gegen die rechte Eigenliebe», sondern widerspreche auch «der Liebe zum lebendigen Gott.»[148]

Der von seinem Nachfolger Franziskus in Rekordgeschwindigkeit heiliggesprochene Papst Johannes Paul II. erklärte 1995 in der für unser Thema maßgeblichen Enzyklika «Evangelium vitae» («Evangelium vom Leben»), dass «Selbstmord immer ebenso sittlich unannehmbar wie Mord» sei, da er eine «Zurückweisung der absoluten Souveränität Gottes über Leben und Tod» bedeute.[149] Die Menschen sollten daher ihr Sterben als «letzten Gehorsamsakt gegenüber dem Vater erleben» und den «Tod in der von Ihm gewollten und beschlossenen Stunde annehmen.»[150]

Das Leid, das Schwerstkranke erfahren, sei eine «Prüfung», die als «Teilhabe am Leiden des gekreuzigten Christus» verstanden werden sollte, meinte der Papst. Dies sei auch die Erfahrung des Apostels Paulus gewesen, dem jeder leidende Mensch nacheifern solle – getreu dem Bibelwort: «Jetzt freue ich mich in den Leiden, die ich für euch ertrage. Für den Leib Christi, die Kirche, ergänze ich in meinem irdischen Leben das, was an den Leiden Christi noch fehlt.»[151]

Was eine solche Glorifizierung des Leids in der Praxis bedeutet, zeigte das Beispiel der hochdekorierten Friedensnobelpreisträgerin Mutter Teresa, die noch schneller seliggesprochen wurde als Johannes Paul II. (allerdings steht ihre Heiligsprechung noch aus). Der «Engel von Kalkutta» setzte die vielen Millionen Spendengelder, die ihrem Orden zuflossen, für missionarische Zwecke ein, jedoch kaum für ihre eigentliche Bestimmung: das Leid der Sterbenden zu mindern. Teresa gab sogar die Anweisung, vorhandene Schmerzmittel nicht an die Sterbenden auszugeben, weil sie glaubte, dass durch das Leid eine besondere Nähe zu Christus erfahrbar werde und Schmerzen daher stets auch positiv zu bewerten seien.[152]

Diese Haltung hatte nicht zuletzt auch Josemaría Escrivá vertreten, der bereits 27 Jahre nach seinem Tod heiliggesprochen wurde (nur bei Johannes Paul II. legte die Kirche ein größeres Tempo vor). Der Gründer des *Opus Dei*, der «heiligen Mafia des Papstes»,[153] legte in seinen Schriften dar, dass gerade im Erleiden von Schmerz und Erniedrigung die «wahre Würde» des Menschen liege. In seinem millionenfach aufgelegten Hauptwerk «Der Weg» heißt es dazu: «Gesegnet sei der Schmerz. – Geliebt sei der Schmerz. – Geheiligt sei der Schmerz ... Verherrlicht sei der Schmerz!»[154]

Macht man sich diese Hintergründe bewusst, versteht man besser, warum der in der Sterbehilfedebatte immer wieder zitierte Robert Spaemann, der nicht ohne Grund «zum Ehrendoktor und Gastprofessor der Opus-Dei-Universität Pamplona» ernannt wurde,[155] so vehement gegen den assistierten Suizid agitiert. Denn auf der Basis seiner Denkannahmen kann Spaemann gar nicht anders, als im Suizid eine Verletzung der Menschenwürde zu sehen, ist doch das Leben für ihn – wobei er sich explizit auf den platonischen Sokrates beruft – «eine Aufgabe, die wir uns nicht selbst gestellt haben und der wir uns darum auch nicht eigenmächtig entziehen dürfen.»[156]

Mit dieser Haltung liegt Spaemann nicht nur auf der Linie der katholischen, sondern auch der evangelischen Amtskirche, die ebenfalls davon ausgeht, dass «der Tod eines Menschen nicht herbeigeführt, sondern abgewartet werden» müsse, da die Menschen «Geschöpfe Gottes» seien und «Geburt und Tod somit in Gottes Hand» liegen würden.[157] Doch bedeutet dies, dass Christinnen und Christen Sterbehilfe notwendigerweise ablehnen müssen?

Selbstverständlich nicht! Der katholische Theologe Hans Küng, um hier nur ein Beispiel zu nennen, macht sich schon seit Jahren aus einer dezidiert christlichen Perspektive für den assistierten Suizid stark. Für Küng steht hinter dem augustinischen Argument, dass der Freitod eine «Zurückweisung der Oberherrschaft Gottes» sei, ein «schiefes Gottesbild, das auf einseitig ausgewählten und wörtlich genommenen Bibeltexten beruht.» Gott sei nicht «der über den Menschen, seinen Knecht, souverän verfügende Schöpfer, sein unbeschränkter Herr und Besitzer, absoluter Herrscher, Gesetzgeber, Richter und im Grunde auch Henker», sondern der «Vater der Schwachen, Leidenden, Verlorenen», ein Gott, «der den Menschen, sein Ebenbild, als einen freien, verantwortlichen Partner haben will».[158]

Zwar räumt Küng ein, dass es weltfremde Theologen gebe, «die eine ‹leidfreie Gesellschaft› befürchten» und von den Sterbenden «einen ‹Anteil am Leiden Christi› fordern,[159] doch der Jesus der Bibel habe «nirgendwo die Krankheit als ein von Gott verhängtes und in Gottergebenheit hinzunehmendes Schicksal bezeichnet».[160] Und so kommt Küng zu dem Schluss, dass die von Gott übertragene Verantwortung des Menschen für sein Leben auch für die letzte Lebensphase gelten müsse: «Zum menschenwürdigen Sterben gehört auch eine menschenwürdige Verantwortung für das Sterben – nicht aus Misstrauen und Überheblichkeit gegenüber Gott, sondern aus unerschütterlichem Vertrauen zu Gott, der kein Sadist ist, sondern der Barmherzige, dessen Gnade ewig währt.»[161]

Nun lässt sich trefflich darüber streiten, ob der Gott der Bibel ein «Vater der Schwachen» oder ein «absoluter Herrscher» ist, unbestritten ist jedoch, dass Küngs Sichtweise seit langem schon von der Mehrheit der deutschen Christen geteilt wird. So kam eine repräsentative Umfrage des Allensbacher Instituts von 2001 zu dem Ergebnis, dass nur 14 Prozent der Protestanten und 18 Prozent der Katholiken der kirchlichen Position zur Sterbehilfe zustimmten, Gott allein dürfe über Leben und Tod entscheiden. Dem «Religionsmonitor 2013» zufolge meinen mittlerweile sogar 83 Prozent der Protestanten und 86 Prozent der Katholiken, «wenn ein unheilbar Kranker es ausdrücklich wünscht, sollte er das Recht haben zu sterben».[162]

Bedauerlicherweise hat dieses Votum des «Kirchenvolks» wenig Einfluss auf die Kirchenpolitik. Unbeeindruckt von allen Umfragen halten die maßgeblichen Kirchenfunktionäre (im Unterschied zu vielen Theologen und Geistlichen vor Ort) an ihren alten Positionen zum Suizid fest – auch wenn «Selbstmörder» heute nicht mehr in «ungeweihter Erde» verscharrt werden müssen. Wie bisher wollen die Kirchen nicht nur ihren eigenen Mitgliedern, sondern *allen* Bürgerinnen und Bürgern diktieren, wie sie zu leben und zu sterben haben.

Die Marschroute hierfür hat Johannes Paul II. in seiner Enzyklika «Evangelium vitae» vorgegeben. Der Papst warnte in dem Schreiben ausdrücklich vor «radikalsten Meinungsäußerungen», die behaupten, «in einer modernen und pluralistischen Gesellschaft müsste jedem Menschen volle Autonomie zuerkannt werden, über das eigene Leben und das Leben des ungeborenen Kindes zu verfügen».[163] Nach christlichem Verständnis seien «Abtreibung und Euthanasie (...) Verbrechen, die für rechtmäßig zu erklären sich kein menschliches Gesetz anmaßen kann»,[164] weshalb ein Gesetz, das derartige «Verbrechen» billige, «kein wahres, sittlich verpflichtendes staatliches Gesetz» sei.[165]

Falls die «notwendige Übereinstimmung des staatlichen Gesetzes mit dem Sittengesetz» fehle und Staatslenker «entgegen dem Willen Gottes Gesetze erlassen»,[166] rufe dies unweigerlich die «schwere und klare Verpflichtung» hervor, sich «aus Gewissensgründen zu widersetzen.»[167] Deshalb richtete der Papst einen eindringlichen «Appell an alle Politiker, keine Gesetze zu erlassen, die durch Missachtung der Würde der Person das bürgerliche Zusammenleben selber an der Wurzel bedrohen».[168]

Was ist davon zu halten? Ich meine, man kommt der Wahrheit näher, wenn man die Argumentation vollständig umdreht: Denn nicht die Sterbehilfe – der päpstliche Appell bedroht «das bürgerliche Zusammenleben an der Wurzel»! In einem demokratischen Rechtsstaat sind Politikerinnen und Politiker weder der Kirche noch einem ominösen «Sittengesetz» verpflichtet, sondern den Bürgerinnen und Bürgern, die sie in ihr Amt gewählt haben. Und es ist bestimmt auch kein Ausdruck von «radikalsten Meinungsäußerungen», wenn man erklärt, dass «jedem Menschen volle Autonomie zuerkannt werden» muss – es ist vielmehr eine Basisnorm unserer Verfassung!

Würden die deutschen Politikerinnen und Politiker ihrem demokratischen Auftrag gerecht werden, so müssten sie dem seit vielen Jahren dokumentierten Mehrheitswunsch der Bevölkerung nach Sterbehilfe folgen. Doch so, wie es aussieht, werden viele von ihnen die von Johannes Paul II. geforderte «schwere und klare Verpflichtung» empfinden, sich «aus Gewissensgründen» diesem Mehrheitswunsch zu widersetzen. Immerhin müssen wir beachten, dass Kirchenmitglieder in der deutschen Politik nicht nur stark überrepräsentiert sind (in der derzeitigen Bundesregierung ist kein einziger konfessionsfreier Mensch zu finden, obgleich 37 Prozent der Bevölkerung keiner Religion angehören), sondern dass führende deutsche Politiker auch führende Positionen in den christlichen Großkirchen innehaben. So ist Bundesgesundheitsminister Hermann Gröhe, der die gegenwärtige Sterbehilfedebatte angeschoben hat, seit 1997 Mitglied in der EKD-Synode, bis 2009 war er zudem EKD-Ratsmitglied; viele seiner Kolleginnen und Kollegen im Bundeskabinett besetz(t)en ähnlich hohe Kirchenfunktionen.

Nun wäre die enge Verflechtung von Kirche und Politik nicht so problematisch, wenn den Abgeordneten bewusst wäre, dass sie der von Johannes Paul II. ausgegebenen Maxime, nach der «man Gott mehr gehorchen muss als den Menschen»,[169] niemals folgen dürfen. Die Gewissensfrage, vor der die demokratisch gewählten Vertreter des Volkes stehen, lautet nämlich nicht «Stimmt meine Entscheidung mit dem kirchlichen Konzept eines ‹obersten Sittengesetzes› überein?», sie lautet vielmehr: «Darf ich aufgrund meiner persönlichen Glaubensüberzeugungen Entscheidungen treffen, die die Bürgerinnen und Bürger in ihren verfassungsmäßig garantierten Selbstbestimmungsrechten einschränken?»

Wie ich bereits in der Einleitung dieses Buchs schrieb, haben Politikerinnen und Politiker das Recht, für sich selbst auf der Basis ihres Glaubens jede lebensverkürzende, ja sogar jede leidensvermeidende Maßnahme abzulehnen. Jedoch haben sie nicht das Recht, ihre religiösen Privatüberzeugungen anderen Staatsbürgern aufzuzwingen! Wer nicht in der Lage ist, die Interessen der Menschen, die er im Parlament zu vertreten hat, über die eigenen Glaubensüberzeugungen zu stellen, der ist, wie ich meine, nicht geeignet, politische Verantwortung in einem demokratischen Rechtsstaat zu übernehmen.

Nun hat sich Johannes Paul II. in der Enzyklika «Evangelium Vitae» nicht nur an Politiker gewandt. Sein Appell galt gerade auch den «im Gesundheitswesen Tätigen»: Denn «Ärzte, Apotheker, Krankenschwestern und Krankenpfleger» seien zu «Hütern und Dienern des menschlichen Lebens» berufen, weshalb der Papst auch von ihnen «die Ausübung des Einspruchs aus Gewissensgründen gegen vorsätzliche Abtreibung und Euthanasie» einforderte.[170] «Sterben lassen», so Johannes Paul II., dürfe «niemals als eine medizinische Behandlung angesehen werden, auch dann nicht, wenn man nur die Absicht hätte, damit einer Bitte des Patienten nachzukommen».[171]

Der Papst hob in diesem Zusammenhang die «Rolle der Krankenhäuser, der Kliniken und der Pflegeheime» hervor, deren «wahre Identität» darin liege, eine Umgebung zu schaffen, «in welcher das Leiden, der Schmerz und der Tod in ihrer menschlichen und spezifisch christlichen Bedeutung erkannt und gedeutet werden»[172]. In besonderer Weise müsse dies für die Kliniken und Heime gelten, «die von Ordensleuten abhängig oder jedenfalls an die Kirche gebunden sind».[173]

Dieses religiöse Verbot der Sterbehilfe ist in der gegenwärtigen Debatte von entscheidender Bedeutung. Denn Caritas oder Diakonie beschäftigen etwa vier Fünftel der in der freien Wohlfahrtspflege in Deutschland arbeitenden Menschen. Je nach Zählweise handelt es sich dabei um 950 000 bzw. sogar um 1,45 Millionen Menschen.[174] Damit ist die Caritas der größte nichtstaatliche Arbeitgeber Europas, direkt gefolgt von der Diakonie. Jeder einzelne der beiden christlichen Verbände beschäftigt mehr hauptamtliche Mitarbeiter als die deutsche Automobilindustrie (Daimler, VW und BMW) zusammengenommen.[175] Und auch bei den Umsatzzahlen stellen die konfessionellen Träger viele Konzerne in den Schatten.[176]

88 Prozent aller Krankenhausbetten im Bereich der Träger der freien Wohlfahrtspflege sind in konfessioneller Hand. Auf dem Gebiet der Aus- und Fortbildung von Hebammen und Pflegekräften können Caritas und Diakonie mit einem Anteil von 97,1 Prozent aller Plätze sogar eine regelrechte Monopolstellung für sich beanspruchen.[177] Das Übergewicht konfessioneller Träger zeigt sich auch bei den ambulanten Diensten: So kam eine von der Deutschen Bischofskonferenz initiierte Untersuchung 2009 zu dem Ergebnis, dass die Mehrheit der ambulanten Hospiz- und Palliativdienste christlich ausgerichtet ist.[178] 96 Prozent der Menschen, die Sterbenden in psychologischen und spirituellen Fragen zur Seite stehen, sind katholische oder evangelische Seelsorger.[179] «Hospiz- und Palliativdienste», so das Fazit der Studie, «bilden eine konkurrenzlose Domäne kirchlicher Seelsorge.»[180]

Wenn wir also nach den Gründen suchen, die Ärzte dazu motivieren, Suizidbeihilfe abzulehnen, müssen wir neben den ökonomischen (siehe Kapitel 4) auch die weltanschaulichen Rahmenbedingungen ihrer Arbeit berücksichtigen. Tatsächlich meinen 57 Prozent der ärztlichen Gegner der Freitodbegleitung, es verbiete sich «schon aus religiösen Gründen, einen Suizid zu unterstützen».[181] Das heißt nicht zwangsläufig, dass diese Mediziner den Argumenten des heiligen Augustinus folgen würden – es kann auch nur ein Zeichen dafür sein, dass sie sich damit abgefunden haben, wie sehr ihre Tätigkeit nicht zuletzt auch von den religiösen Interessen ihrer Arbeitgeber bestimmt wird.

Ärzten, die in einer katholischen Einrichtung beschäftigt sind, bleibt in dieser Frage auch keine andere Wahl. Denn obwohl die Kirchen keinen Cent zur Erhaltung ihrer Krankenhäuser beitragen (die gesamten Kosten übernehmen die öffentlichen Kassen sowie die Krankenversicherungen), können sie ihren Angestellten abverlangen, eine «inner- und außerdienstliche Lebensführung» an den Tag zu legen, die den amtskirchlichen Bestimmungen entspricht. Im Standardvertrag eines Caritasverbandes liest sich das so: «Der Arbeitgeber und der Angestellte sind berechtigt, das Angestelltenverhältnis aus einem wichtigen Grund fristlos zu kündigen. [...] Hierunter fallen zum Beispiel der Kirchenaustritt, das eheähnliche Zusammenleben, die Beteiligung an einem Schwangerschaftsabbruch oder das öffentliche Eintreten für den Abtreibungsgedanken ...»[182]

Aufgrund derartiger Bestimmungen können Angestellte in katholischen Betrieben bereits ihre Arbeitsstelle verlieren, wenn sie einen geschiedenen Partner heiraten, sich dazu bekennen, in einer homosexuellen Beziehung zu leben, oder wenn sie öffentlich für den assistierten Suizid eintreten. Denn dieser verstößt, wie wir gesehen haben, ebenso gegen die katholische Glaubenslehre wie der Schwangerschaftsabbruch. Es ist wohl allein dem großen Einfluss der Kirchenlobbyisten auf die deutsche Politik zu verdanken, dass derartig grobe Verletzungen der Selbstbestimmungsrechte von Angestellten kirchlicher Einrichtungen noch immer möglich sind.[183]

Was bedeutet dies für den Patienten? Es bedeutet, dass er

im Ernstfall nicht so sterben darf, wie *er es will*, sondern wie es die *Institution vorsieht*, die ihn betreut. Auch dies ist eine völlig inakzeptable Missachtung des Selbstbestimmungsrechts. In der öffentlichen Diskussion um die Sterbehilfe wird dies aber kaum thematisiert.

Warum das so ist? Antwort: Weil wir seit Jahren eine *verlogene Debatte* führen, in der Scheinargumente (siehe die Darlegungen in den vorangegangenen Kapiteln) lang und breit diskutiert werden, aber die letztlich (mit-)entscheidenden weltanschaulichen und ökonomischen Hintergründe peinlich verschwiegen werden.

Dies muss ein Ende haben! Ich meine, dass in einer ehrlich geführten Debatte *alle Gründe* auf den Tisch gehören, die für eine bestimmte Position sprechen! Und ich bin mir sicher: Eine ehrlich geführte Debatte wird unweigerlich zu dem Ergebnis kommen, dass in der Frage nach der Gestaltung des Lebensendes nicht die religiösen oder finanziellen Interessen der jeweiligen Anbieter (Ärzte, Krankenhäuser, Hospize, Palliativdienste) maßgeblich sein dürfen, sondern einzig und allein die Wünsche des betroffenen Patienten.

Ich werde im folgenden dritten Teil skizzieren, wie ein Gesundheitssystem aussehen könnte, das Letzte-Hilfe-Leistungen konsequent in den Dienst des Patienten stellt. Dafür sind einige Reformen notwendig, gegen die sich die Profiteure des gegenwärtigen Systems zweifellos zur Wehr setzen werden. Doch das sollte uns nicht abschrecken. Denn nur mit Hilfe solcher Neuerungen können wir die Voraussetzungen dafür schaffen, dass die Menschen heute ähnlich selbstbestimmt sterben können wie Epikur vor 2300 Jahren.

TEIL 3

PLÄDOYER FÜR EIN STERBEN IN WÜRDE

Ist aber das Leben nur noch ein Übel,
so ist der Tod kein Übel, sondern ein Gut,
ja, ein Recht – das heilige Naturrecht
des Übelleidenden auf Erlösung vom Übel.

LUDWIG FEUERBACH

KAPITEL 7

Der Stein der Weisen
Warum Sterbehilfe Lebenshilfe ist

Eines Morgens kam Herr A. in meine Praxis. Er war 60 Jahre alt und litt unter einem fortgeschrittenen Prostatakarzinom. Nach einer Operation in einer renommierten Klinik, bei der es zu Komplikationen gekommen war (der Tumor konnte nicht vollständig entfernt werden und dem Patienten musste vorübergehend ein künstlicher Ausgang gelegt werden), hatten die Ärzte ihm eröffnet, er habe voraussichtlich nur noch ein halbes Jahr zu leben.[184]

Seit der Operation hatte sich Herr A. umfassend über seine Erkrankung informiert. Er wollte von nun an nur noch sanfte, alternative Therapieverfahren zulassen. Weil er aber damit rechnen musste, dass sie den Fortgang der Krankheit nicht aufhalten würden, wollte er die Gewissheit haben, sein Leben beenden zu können, bevor er womöglich die Kontrolle darüber verlor.

Wir diskutierten ausführlich über konservative und alternative Verfahren und natürlich auch über seinen Suizidwunsch. Nachdem ich die Ausführungen von Herrn A. aufmerksam verfolgt hatte, kam ich zu dem Schluss, dass er seine Entscheidung freiverantwortlich und nach reiflicher Überlegung getroffen hatte. Also erklärte ich ihm, was er tun müsse, um selbstbestimmt aus dem Leben zu gehen. Zudem verordnete ich ihm die dafür notwendigen Medikamente. Herr A. wollte sie vorerst für alle Eventualitäten verwahren. Wenn es so weit sei, beabsichtige er, seinen Suizid ohne ärztliche Hilfe zu vollbringen. Als wir uns verabschiedeten, bedankte sich Herr A. herzlich; er wirkte sichtlich erleichtert.

Lange meldete er sich nicht mehr – und ich muss gestehen, dass ich die Geschichte fast schon vergessen hatte. Doch drei Jahre später erhielt ich einen Anruf von Herrn A. Ich war überrascht, denn angesichts seiner schwerwiegenden Erkrankung hatte ich nicht damit gerechnet, jetzt noch von ihm zu hören.

«Wie geht es Ihnen?», fragte ich. «Oh, mir geht's bestens!», antwortete Herr A. «Mein PSA-Wert liegt jetzt bei 0,04!» «Wie bitte?», fragte ich ungläubig. Die Konzentration des prostataspezifischen Antigens (PSA) ist der wichtigste Marker für ein Prostatakarzinom – und ein PSA-Wert von 0,04 ng/ml deutet auf eine gesunde Prostata hin. Drei Jahre zuvor hatte der Wert bei Herrn A. noch bei 26 gelegen. Was hatte er getan, um zu einem solch hervorragenden Wert zu gelangen?

Herr A. erklärte mir, dass er hochdosierte Vitamin-D-Präparate zu sich genommen habe und viel in die Sonne gegangen sei. Außerdem treibe er viel Sport, verzichte auf weißen Zucker und Alkohol und ernähre sich weitgehend vegetarisch. Das einzige Medikament, das Herr A. verwendet hatte, war ein Mistelpräparat, das nach allgemeinem Kenntnisstand nur den Effekt hat, das Immunsystem anzuregen. Der Krankheitsverlauf kann dadurch möglicherweise verlangsamt werden, aber es ist nicht bekannt, dass man mit seiner Hilfe eine Heilung erzielen könnte.

Die Gesundung von Herrn A. war also ein Rätsel. Ich sagte ihm, dass ich etwas Vergleichbares aus der Literatur nicht kenne, und beglückwünschte ihn zu seiner Genesung. Doch was war der Grund seines Anrufes? «Ihre Medikamente laufen ab», antwortete Herr A., «und ich würde Sie gerne um neue bitten!» «Wie bitte?», fragte ich nochmals. Es gehe ihm doch gut, wozu brauche er nun noch Mittel für einen Suizid? «Um das zu erklären, müsste ich etwas weiter ausholen», sagte Herr A. «Was halten Sie davon, am nächsten Samstag zum Kaffee vorbeizukommen?»

Also besuchte ich ihn. Es wurde ein netter, interessanter Nachmittag, und Herr A. wirkte quicklebendig. Ich fragte ihn, ob er irgendeine Erklärung für seine «Wunderheilung» habe. Seine Antwort versetzte mich erneut in Erstaunen: «Es mag sich seltsam anhören», sagte Herr A., «aber ich bin überzeugt, dass ich nur deshalb noch lebe, weil ich jeden Morgen beim Frühstück mit meiner Frau die von Ihnen verschriebenen Medikamentenpackungen hinter der Milchglasscheibe meines Küchenschrankes sehe. Ich weiß, dass das verrückt klingt, aber es ist nun einmal so. Die Gewissheit, dass ich mein Leben jederzeit beenden kann, hat mir die Kraft gegeben, weiterzuleben. Nun aber läuft in wenigen Tagen das Haltbarkeitsdatum der Medikamente ab, und das macht mir große Sorgen. Aus diesem Grund habe ich Sie angerufen. Ich brauche Ihre Hilfe!»

Ich musste einen Moment überlegen, denn auch für mich war diese Situation völlig neu: Hier war ein Patient, der mich um Medikamente bat, die in ihrer Kombination tödlich wirken – und dies nicht, weil er möglichst bald sterben, sondern möglichst lange leben wollte! Kurz entschlossen griff ich in meine Tasche und tauschte die alten Medikamente von Herrn A. gegen neue aus meinem eigenen Vorrat.

Drei Jahre später kam der nächste Anruf. Abermals tauschten wir die Medikamente aus. Dasselbe geschah noch ein drittes und ein viertes Mal. Inzwischen hat Herr A. den prognostizierten Zeitpunkt seines Todes um mehr als dreizehn Jahre überlebt.

Der Fall von Herrn A. ist natürlich außergewöhnlich. Sogenannte «Spontanheilungen» kommen in der medizinischen Praxis zwar vor, sind aber äußerst selten. Bislang hat die Forschung für dieses Phänomen keine hinreichende Erklärung gefunden.

Allerdings wird von vielen vermutet, dass psychologische Faktoren eine bedeutende Rolle spielen könnten. Insofern könnte Herr A. tatsächlich richtig damit liegen, wenn er behauptet, dass er seine Erkrankung überlebte, weil ihn die Gewissheit beruhigte, sein Leben jederzeit schmerzlos beenden zu können.

Viele Patienten wirken sofort entspannter, wenn sie erfahren, dass sie über ihr Schicksal selbst entscheiden können. Selbst die Kontrolle zu haben, nicht ausgeliefert zu sein, ist für schwerstleidende Menschen offenbar von allergrößter Bedeutung. Eine Krebspatientin sagte mir einmal: «Ich habe den Krebs früher als übermächtigen Feind betrachtet, gegen den ich keine Chance hatte. Jetzt aber weiß ich, dass ich aus diesem Duell als Siegerin hervorgehen werde. Denn entweder werde ich gesund – oder aber ich beende mein Leben, bevor der Krebs mich erledigt. Sie glauben nicht, was das für eine Erleichterung ist!»

Der Wunsch, die Kontrolle zu behalten, ist all meinen Sterbehilfepatienten wichtig gewesen. Nur die allerwenigsten hatten Angst vor unerträglichen Schmerzen, ihre zentrale Sorge bestand darin, über ihr Leben und Sterben ab einem gewissen Punkt nicht mehr selbst bestimmen zu können. So gaben von den 287 Sterbehilfepatienten, die meinen eigenen Fragebogen ausfüllten, 277 an, sie befürchteten den Verlust der Selbständigkeit, nur 46 von ihnen befürchteten eine unzureichende palliativmedizinische Betreuung.[185] Die Erfahrungen aus Oregon (siehe Kapitel 5) kann ich in dieser Hinsicht nur bestätigen.

Am stärksten ausgeprägt war und ist dieser Wunsch nach Selbstbestimmung bei Patienten, die aufgrund einer neurologischen Erkrankung oder unfallbedingten Behinderung ganz besonders auf fremde Hilfe angewiesen sind. Tatsächlich habe ich in den letzten Jahren von niemandem so viel über «aufrechten Gang» gelernt wie von jenen Menschen, die wegen ihres Handicaps nicht aufrecht gehen können. Ich möchte Ihnen zwei dieser außergewöhnlichen Persönlichkeiten vorstellen. Da sie sich mit ihrer Haltung zur Sterbehilfe bereits in die Öffentlichkeit gewagt haben, darf ich hier auch ihre vollen Namen nennen: Ingrid Sander und Stefan Daniel.

Ingrid Sander erkrankte als Fünfjährige an Kinderlähmung. Sie musste viel Zeit in Krankenhäusern verbringen, hat aber dennoch versucht, ein davon möglichst unbeeinflusstes Leben zu führen. 40 Jahre lang arbeitete sie als Industriekauffrau, sie hat zwei Kinder großgezogen, war zweimal verheiratet.

Ingrids Zustand hat sich leider in den letzten Jahren kontinuierlich verschlechtert. Nervenstränge sind abgestorben, die Muskeln haben sich zurückgebildet. ihr rechtes Knie und der rechte Oberschenkel wurden bei Stürzen zertrümmert, nachts braucht sie ein Sauerstoffgerät. Gegen die starken Schmerzen nimmt sie Morphin, doch manchmal dauert es Stunden, bis die Medikamente Wirkung zeigen, was bei Nervenschmerzen leider keine Seltenheit ist.

Aber Ingrid Sander ist eine Kämpfernatur. Als ich sie kennenlernte, war sie 70 Jahre alt und fest entschlossen, selbstbestimmt zu sterben. Dies hatte sie nicht nur ihren Kindern gesagt, sie war damit auch an die Öffentlichkeit gegangen. Gegenüber dem Nachrichtenmagazin *Der Spiegel* erklärte sie 2008, sie wolle auf gar keinen Fall als «besinnungsloser Fleischklumpen» in einem Pflegeheim dahinvegetieren. «Angst vor dem Tod» habe sie keine, nur davor, ihr «Leben nicht mehr leben zu können»: «Wenn Krankheit und Schmerz mich beherrschen, möchte ich sterben können, wie ich es will.»[186]

Heute ist Ingrid Sander 76 Jahre alt – und kaum jemand hat den Gegnern der Sterbehilfe in den vergangenen sechs Jahren so entschieden Paroli geboten wie sie. Als Beleg hierfür mag ein kurzer Auszug aus einem ihrer zahlreichen Leserbriefe genügen, der Anfang 2014 in der «Thüringer Allgemeinen» erschienen ist:

> «Wer soll sich für das Sterben verantwortlich fühlen? Die Leidensverlängerungsmafia? Die Pharmakartelle? Der Staat? Die christlichen Kirchen? Ich habe schon als Kind die leidensverherrlichende Ideologie des Christentums nicht gemocht, schließlich wusste ich damals schon, was Schmerz und Hilflosigkeit bedeuten.
>
> Wie soll man helfen, wenn Heilen nicht mehr möglich ist? Wie wäre es, wenn wir es den Betroffenen selbst überlassen, zu formulieren und zu bestimmen, was sie denn wollen? Seien Sie unbesorgt, das ‹Sterbenwollen› wird mit Sicherheit keine Massenbewegung werden. Da hängen wir doch alle viel zu sehr am Leben! Aber die Notausgänge sollten nicht verschlossen werden.
>
> Ich frage mich schon lange, woher kommt diese Foltermentalität meist christlich-religiöser Politfunktionäre? Eigentlich müsste es die vornehmste Aufgabe eines jeden zivilisierten Staates sein, die ihm zugehörigen Menschen so friedlich wie möglich einschlafen zu lassen. An Mitteln dazu mangelt es nicht. Zum Beispiel Natrium-Pentobarbital. Aber das hat man aus lauter christlicher Menschenliebe – oder politischem Sadismus – aus dem Verkehr gezogen.»[187]

In den letzten Jahren habe ich Ingrid Sander oft getroffen – und jedes Mal war ich tief beeindruckt von ihrer Klarheit, ihrer Offenheit, ihrem Mut. Und so war ich sehr gerührt, als ich erfuhr, was sie gegenüber der «Deutschen Welle» über mich gesagt hatte: «Er ist mein Retter in der Not, er gibt mir Kraft und hat mich nach Jahren sogar wieder zum Lachen gebracht.»[188] Einen guten Eindruck von Ingrids außergewöhnlicher Persönlichkeit vermittelt das Interview, das sie dem «Medienprojekt Wuppertal» im Rahmen der Recherchen für den Film «Notausgang» gegeben hat. Wer sich für das Thema Sterbehilfe interessiert, sollte diesen Dokumentarfilm unbedingt ansehen! Das Interview mit Ingrid Sander ist auf der DVD des Films als Bonusmaterial enthalten.[189]

Eine der Hauptfiguren von «Notausgang» ist Stefan Daniel. Er war ein hervorragender Leichtathlet, ein Sprinter, der die 60 Meter in 6,67 Sekunden zurücklegte. Stefan hatte sich anfangs nichts dabei gedacht, als er ein paarmal ins Straucheln geriet. Dass ihm etwas Ernsthaftes, etwas Lebensgefährliches zustoßen könnte, hatte er nicht auf der Rechnung. Doch die Vorfälle häuften sich. Neben gelegentlichen Koordinationsschwierigkeiten bekam Stefan Probleme mit dem Sehen. Die Ärzte vermuteten zunächst einen Hirntumor, was sich aber nicht bestätigte. Stefan musste schmerzhafte, langwierige Untersuchungen überstehen, bis er im Alter von 25 Jahren die Diagnose erhielt, die ihm den Boden unter den Füßen wegzog: Multiple Sklerose (MS).

In seinem bewegenden Buch «Hoffnung, vergangen. Aber.» beschreibt Stefan Daniel, wie er die Diagnose des Arztes entgegennahm: «Ich konnte nicht glauben, was er sagte, ich wollte es nicht wahrhaben. Unfähig etwas zu sagen und erschüttert, streckte ich nur ein wenig meinen Kopf nach oben, damit ich einen Halt finden konnte, tief in meinem Inneren, an meinem Stolz. (...) In meinem Kopf kreisten nur zwei Buchstaben, und jedes Mal, wenn der eine oder der andere in den Vordergrund rückte, blähte er sich auf, wurde riesengroß, fing an zu schwingen, hämmern und hatte in dem Moment fast alle Macht.»[190]

Aber auch Stefan ist ein Kämpfer, und er wollte sich von der niederschmetternden Diagnose nicht unterkriegen lassen. Als sich zeigte, dass seine Erkrankung einen besonders schnellen Verlauf nahm (bei MS gibt es sehr unterschiedliche Verläufe), entschloss er sich zu einer aggressiven Chemotherapie, mit deren Hilfe die Verschlimmerung der Symptome für fünf Jahre gestoppt werden konnte. Stefan beschäftigte sich mit Delphintherapie in Florida und nahm trotz seiner Handicaps ein Psychologiestudium an der Universität München auf, das er im Jahr 2000 mit dem Diplom abschloss.

Früher hatte Stefan zweimal pro Woche elf Kilometer lange Trainingsläufe absolviert, heute kann er nicht einmal mehr stehen. Schon vor Jahren musste er sich damit abfinden, sein weiteres Leben im Rollstuhl zu verbringen. Er hat sich damit arrangiert, hat Wege gefunden, sich selbst auszudrücken durch Fotografien und das Schreiben von Gedichten und Prosatexten. Nicht abfinden kann er sich jedoch damit, dass man ihm abverlangen will, auch dann weiterzuleben, wenn er sein Sprachvermögen verliert. Ohne Kommunikation nach außen im eigenen Körper eingekerkert zu sein, ist für Stefan der Inbegriff der Hölle. Mit scharfen Worten wendet er sich daher an alle, die sich anmaßen, über sein Leben und Sterben zu bestimmen: «Ich klage die Politik wegen Missachtung meiner Würde an. (...) Sie lässt mich verrecken, weil sie unfähig ist, Gesetze zu verabschieden, die es Menschen wie mir ermöglichen, ohne Angst und mit der ihnen vom Grundgesetz garantierten Würde selbstverantwortet zu sterben. Ich kann es nicht mehr hören, wenn Kirchenleute von Ehrfurcht vorm Leben sprechen und dass diejenigen, die sich das Leben nehmen wollen, rücksichtslos gegenüber ihrem Leben seien. Wer zeigt Ehrfurcht vor einem Menschenleben, das vor lauter Leid auseinanderspringt?»[191]

Stefans letzter Wunsch: «Ich möchte würdig dieses Leben beenden können, und ich möchte selbstbestimmt sterben.»[192] Er schrieb dies vor fünf Jahren – und ist noch immer unter uns. Auch für ihn war es eine große Erleichterung, als er hörte, dass ich ihm helfen werde, sein Leben zu beenden, wenn der richtige Zeitpunkt für ihn gekommen ist.

Stefan hat in der Dokumentation «Notausgang» großen Mut bewiesen, als er sich bei alltäglichen Handlungen wie dem Zähneputzen filmen ließ. Es geht unter die Haut, wenn man sieht, wie viel Energie er aufbringen muss, um seine Spasmen unter Kontrolle zu bringen. Als ich den Film sah, fragte ich mich: Welch eine Größe muss ein Mensch haben, um seine Schwächen so offen zeigen zu können? Jedenfalls wurde mir bei der Filmpremiere in der Berliner Urania einmal mehr klar: Wenn es beim Thema «Selbstbestimmtes Sterben» so etwas wie «Helden» gibt, dann sind es ganz bestimmt nicht Ärzte wie ich, sondern Patienten wie Stefan Daniel und Ingrid Sander. Von ihrem Mut, ihrem Engagement, ihrer Entschlossenheit können wir uns alle eine Scheibe abschneiden.

Halten wir fest: Für Patienten mit schwerwiegenden neurologischen Störungen ist Sterbehilfe – oder genauer: die Aussicht auf die Möglichkeit von Sterbehilfe – eine besonders bedeutsame Lebenshilfe, denn sie verschafft ihnen die Gewissheit, ihr Leben trotz allem selbst in der Hand zu haben. Deshalb reagieren sie auch so entrüstet, wenn Medizinexperten, Politiker, Kirchenleute, mitunter sogar Behindertenvertreter erklären, dass Freitodbegleitungen niemals erlaubt werden dürften, da dies angeblich gegen die Interessen schwerstkranker und schwerstbehinderter Menschen verstoße.

Patienten wie Stefan Daniel und Ingrid Sander sind viel zu klug, um die verborgenen religiösen und wirtschaftlichen Interessen hinter diesem Scheinargument nicht zu durchschauen. Zudem haben sie viel zu oft am eigenen Leib erfahren müssen, was die «gut gemeinte» Bevormundung der Bedenkenträger in der Praxis bedeutet.

Ingrid Sander spricht in diesem Zusammenhang sogar von «Folter»: «Man sagt, in Deutschland sei die Folter verboten. Das halte ich für ein Gerücht. In diesem Lande wird gefoltert. Tagtäglich und allnächtlich. Wo? In unseren sogenannten Pflegeheimen. Und das unter den wohlwollenden Augen von Regierung und Politik. Über fast jedem dieser Heime sollte in großer Leuchtschrift zu lesen sein: ‹Freund, der du dieses Haus betrittst, lass alle Hoffnung hinter dir!›»[193]

Dies sind zweifellos harte Worte. Selbstverständlich treffen sie nicht auf jedes Pflegeheim und schon gar nicht auf jeden Pflegefall zu. Aber man kann die Wut in Ingrid Sanders Statement gut nachvollziehen, wenn man sich einmal in die Lage der Betroffenen versetzt. Stellen Sie sich vor, Sie leiden an einer unheilbaren Krankheit und wissen, dass Sie einmal zwangsläufig in eine Lage kommen werden, die Sie als zutiefst unwürdig empfinden. Was würden Sie tun, wenn die Ärzte Ihnen jegliche Hilfe verweigern, diesem Zustand zu entgehen? Würden Sie tatenlos darauf warten, dass Ihre schlimmsten Befürchtungen eintreffen? Oder würden Sie in Ihrer Verzweiflung jeden Ausweg wählen, der sich Ihnen bietet?

Welche Konsequenzen es hat, wenn Ärzte ihren Patienten die Letzte Hilfe verweigern, zeigt ein sehr persönlich gehaltener, engagierter Bericht der Vorsitzenden der *Deutschen Huntington-Hilfe*, Hannelore Lwowsky-Lüpges, der mich tief berührt hat. Ich möchte aus ihren Ausführungen, die in dem Sammelband «Suizidhilfe als Herausforderung» erschienen sind,[194] eine längere Passage zitieren, denn ich kenne nur sehr wenige Texte, die die Not der Patienten, die von ihren Ärzten im Stich gelassen werden, so klar zum Ausdruck bringen

«Endlich hast du es geschafft!»

Am 26. Mai 2011 ist mein geliebter Ehemann Rolf von einem Hochhaus gesprungen. Dies war der letzte grausame Akt einer jahrelangen Auseinandersetzung mit der Diagnose «Chorea Huntington». Dabei hatte Rolf vorher fünf Mal vergeblich versucht, sich das Leben zu nehmen. Beim sechsten Mal kann man ruhig sagen, er war «erfolgreich». Denn es ist keine Schande, kein Geheimnis und auch kein Unglück insofern, als er wirklich endlich sterben wollte. Wir haben uns geliebt. Noch bis zuletzt war viel Zärtlichkeit zwischen uns.

Wir lernten uns 1997 auf einer Studienreise kennen. Rolf war ein wunderbarer Mann für mich, mit ganzem Herzen Lehrer, der von seinen Schülern und Kollegen sehr geschätzt wurde. Nach unserem Kennenlernen wurde aus Verliebtheit Liebe und es entstand der Wunsch, zusammenzubleiben. Wir heirateten 2003.

Es meldeten sich erste Anzeichen seiner Krankheit durch Unwohlsein und Niedergeschlagenheit. Vor allem die Antriebslosigkeit blieb ein Problem. Es vergingen weitere Jahre, bis ein Arzt erkannte, dass es Chorea Huntington war. Diese Erkrankung, früher auch «Veitstanz» genannt, ist eine Erbkrankheit, die 0,005 Prozent der Menschen befällt und irreversibel tödlich endet, meist nach schwerer Demenz und Pflegebedürftigkeit im Heim.

Rolfs Erkrankung verlief in Schüben, er verzweifelte, das Erleben seiner Mitpatienten war stets ein Blick auf das, was ihm selbst einmal mit Sicherheit bevorstehen würde: unartikulierte Laute, Zucken, Panik, unkontrolliertes Verschlingen von Nahrung mit der ständigen Gefahr, sich zu verschlucken. Unvergessen ist mir ein Aufenthalt in einer Klinik, die auf Chorea-Huntington-Patienten spezialisiert ist: Eine noch junge Frau, vielleicht Anfang dreißig, sahen wir ab und zu im Park in einem sogenannten «Huntington-Sessel» – denn die Patienten können im fortgeschrittenen Stadium nicht mehr auf einer Bank oder einem Stuhl sitzen, ohne sich ständig zu verletzen und sich und andere zu gefährden. Die ganze Zeit – nie sahen wir sie anders – «zappelte» sie furchtbar, schlug, soweit es ihr noch möglich war, unentwegt mit Armen und Beinen wild um sich.

Diese Erlebnisse hatten auch Rolf geprägt. Sein Wunsch, vorher zu sterben, und sein Wille zum Tod erscheinen wie eine letzte Behauptung von Autonomie. Es folgten fünf Suizidversuche. Sie können auch deshalb alle misslungen sein, weil eine gewisse Impulsivität bei dieser Krankheit an die Stelle von rationaler Vorausplanung tritt. Er schnitt sich die Pulsadern auf, doch ich fand ihn. Eines Nachts löste Rolf Geschirrspülmittel in Wasser auf und wollte das trinken, doch ich riss ihm das Glas aus der Hand. Er versuchte es ein anderes Mal mit Medikamenten, aber es klappte nicht. Er wollte sich mit einem Gürtel strangulieren, doch die Pflegerin ging rechtzeitig dazwischen. Er wollte von einer Brüstung springen, war aber schon zu schwach, um über die Balustrade zu kommen. Nachdem er vergeblich versucht hatte, das Hindernis zu übersteigen, rief er mich per Handy an.

Beim letzten gescheiterten Versuch bot sich mir ein erbärmlicher Anblick: Völlig kraftlos in eine Ecke gekauert fand ich ihn dort, brachte ihn nach Hause. Ich war, zumal ganz am Anfang, nicht in der Lage, anders zu handeln als zu seiner Rettung beizutragen. Erst mit der Zeit mehrten sich die Zweifel. Doch wir konnten uns nirgends hinwenden, fühlten uns beide von den Ärzten, der Gesellschaft, von allen im Stich gelassen. O-Ton seines Neurologen im Krankenhaus: «Ihr Mann kann sich so oft das Leben nehmen, wie er will, aber ohne meine Hilfe.» Dabei stimmte selbst das so nicht: Man wollte Rolf ja gar nicht entlassen, solange er «noch» suizidgefährdet war. Ärzte und Pflegepersonal sind unbarmherzig, halten sich aber für (fast heilige) «Lebensschützer», da sie, solange sich der Sterbewillige unter ihrer Aufsicht befindet, alles tun, um ihn «zu retten». Sie würden, insbesondere in der Psychiatrie, Lebensrettungsmaßnahmen niemals unterlassen, um einen Suizidenten sterben zu lassen.

Ich stehe dazu, dass mein erster Gedanke, als der Polizist mir die Todesnachricht am 26. Mai überbrachte, war: «Endlich hast du es geschafft.» Zwar kam auch eine Art Schamgefühl auf, denn es wurde uns ja «eingeimpft», so nicht empfinden zu dürfen. Im Nachhinein kann ich aber sagen: Es hat mir bei meiner Trauer geholfen, auch öffentlich schlicht zu bekunden: Es ist doch wahr, endlich hatte er es geschafft! Ich hoffe nur inständig, dass niemand Zeuge des tödlichen Sturzes gewesen ist und womöglich dadurch einen Schock oder ein Trauma erlitten hat.

Ich selbst habe Rolfs Leiche natürlich nicht mehr gesehen. Aber es muss ein entsetzlicher Aufprall gewesen sein. Ich erhielt nach einer Weile Rolfs zerbeulten

Ehering, den ich beim Juwelier komplett richten lassen musste, um ihn selbst anstecken zu können. Rolfs Tod ist jetzt ein gutes Jahr her. Manchmal frage ich mich, ob er wohl noch etwas länger am Leben hätte bleiben können, wenn ihm jemand zugesichert hätte, zu einem von ihm bestimmten Zeitpunkt begleitete Suizidhilfe zu leisten.

Geschichten wie diese ereignen sich Tag für Tag in Deutschland. Und daraus leitet sich der schärfste Vorwurf ab, den ich den vermeintlichen «Verteidigern des Lebens» machen muss: *Gerade weil sie medizinische Freitodbegleitungen nicht zulassen wollen, treiben sie Menschen dazu, sich auf grausame und entwürdigende Weise das Leben zu nehmen.*

Betrachten wir einmal die gesellschaftliche Dimension dieses Problems: Jahr für Jahr töten sich etwa 13 000 Deutsche selbst, statistisch sind dies rund 35 Personen am Tag.[195] Die Zahl der missglückten Suizidversuche, die nicht selten zu dauerhaften Schädigungen führen, liegt noch weit höher. Schätzungsweise 200 000 Menschen versuchen sich in Deutschland jährlich das Leben zu nehmen, rund 550 Menschen am Tag, 22 Menschen pro Stunde. Alle drei Minuten kommt es in Deutschland zu einem Suizidversuch.[196]

Bei den Methoden stehen das Erhängen und Ersticken an erster Stelle, etwa die Hälfte aller Suizidenten bringt sich auf diese Weise um. Es folgen der Sturz in die Tiefe, die Vergiftung durch Medikamente, die Verwendung von Schusswaffen sowie die Selbsttötung im Straßen- und Schienenverkehr. Schauen wir uns zunächst diesen letzten Punkt genauer an: Jahr für Jahr werfen sich in Deutschland mehr als 800 Menschen vor Personen- oder Güterzüge. Allein zwischen 2007 und 2012 kamen auf deutschen Gleisen knapp 5000 Menschen ums Leben (Schienensuizide mit Hilfe von Straßen-, S- oder U-Bahnen noch nicht einmal eingerechnet).[197]

Wenn Sie die Bahnhofsdurchsage hören, Ihr Zug werde wegen eines «Notarzteinsatzes am Gleis» leider eine Stunde später eintreffen, war es vermutlich wieder einmal so weit – und die Wahrscheinlichkeit, dass Sie diese Durchsage als regelmäßiger Zugfahrer mehrmals hören müssen, ist angesichts von mindestens zwei Suiziden pro Tag auf dem Streckennetz der Deutschen Bahn relativ hoch.

Der Eisenbahnsuizid ist – sofern er gelingt, immerhin überleben ihn fast 10 Prozent mit abgetrennten Extremitäten – in der Regel ein schneller, aber kein würdevoller Tod. Denn durch den Druck des Zuges werden die Körper zu einer breiartigen Masse zermahlen, und der Anblick zerstückelter, entstellter Leichen ist selbst für erfahrene Rettungs- und Wartungskräfte eine große Belastung. Traumatisch sind derartige Ereignisse insbesondere für die Lokführer, die die Sterbewilligen oft schon aus weiter Entfernung sehen, aber den Zug wegen des langen Bremswegs nicht rechtzeitig zum Halten bringen können.

Statistisch erlebt jeder der etwa 34 000 Lokführer dreimal in seinem Arbeitsleben einen solchen «Personenunfall».[198] Das Überfahren eines Menschen gehört somit zum «Berufsrisiko», doch nicht alle Lokführer verkraften das Eintreten dieses Risikofalls: «Nach Angaben der Deutschen Bahn haben 2013 30 Triebfahrzeugführer als Folge traumatischer Ereignisse die Eignung für den Beruf verloren.»[199]

Weniger offensichtlich, gesellschaftlich aber nicht weniger bedeutsam sind «Suizide im Straßenverkehr». Eine Schweizer Studie kam zu dem Ergebnis, dass etwa 14 Prozent der Verkehrstoten auf Auto- und Motorrad-Fahrer mit suizidaler Absicht zurückzuführen sind.[200] Bezogen auf Deutschland müssen wir hier also mit etwa 550 Toten im Jahr und einer sehr viel größeren Zahl von Schwerverletzten rechnen. Vor allem bei «Geisterfahrern» ist von einem hohen Suizidentenanteil auszugehen. Entsprechende Fälle gehen immer wieder durch die Medien: So riss ein suizidaler Geisterfahrer auf der A46 im Oktober 2012 vier Menschen mit in den Tod,[201] im Oktober 2013 kam auf der A7 durch einen Suizidenten ein zweiter Mensch zu Tode,[202] ebenso im Februar 2014 auf der A8.[203] Die Folgen für die Hinterbliebenen sind oft dramatisch, wie der Fall der Fernseh- und Rundfunkmoderatorin Alexandra Freund zeigt, die 2001 bei einem Zusammenstoß mit einem suizidalen Geisterfahrer starb. Ihre Mutter, die Schauspielerin und Moderatorin Petra Schürmann, konnte dies bis zum Schluss nicht verarbeiten.[204]

Andere Dramen spielen sich Tag für Tag im Verborgenen ab. Fast die Hälfte aller Suizide in Deutschland wird von Menschen ab 60 Jahren ausgeführt, jeder dritte Suizident ist über 70 Jahre alt, jeder Achte hat das Alter von 80 Jahren überschritten. Menschen in dieser Altersgruppe bleibt oft keine andere Möglichkeit, als den Tod durch Erhängen, Strangulieren, Ersticken zu finden, jeder zweite von ihnen wählt diese Methode. Doch ein würdevoller Tod ist dies sicher nicht.

Vor kurzem berichtete mir ein ehemaliger Kriminalkommissar, der viele Jahre Leichenbeschauungen vornehmen musste, wie betroffen er immer wieder gewesen ist, wenn er an einem Tatort mit der Leiche eines alten Menschen konfrontiert wurde, der sich an einem Bettpfosten oder an der Heizung stranguliert hatte. So wenig würdevoll wie ein solcher Tod selbst ist das, was posthum passiert. Denn die Polizei muss einen mutmaßlichen Suizid ebenso gründlich untersuchen wie einen Mord, sodass die Leichen gründlich – auch in sämtlichen Körperöffnungen – inspiziert werden. Der Kommissar fragte mich angesichts der Vielzahl solcher Fälle, warum man alten Menschen, die mit ihrem Leben abgeschlossen haben, nicht die Chance auf einen würdevollen, selbstbestimmten Tod gibt – eine Frage, die ich an die Gegner der ärztlichen Suizidbegleitung und die Politik weiterreiche.

Gewiss: Allmählich wird die Problematik des Alterssuizids erkannt und es scheint langsam auch Politikern bewusst zu werden, dass hinter den 13 000 Suizidtoten (mehr als das Dreifache der Verkehrstoten) und den 200 000 Suizidverletzten im Jahr menschliche Tragödien stehen und dass damit zugleich auch beträchtliche gesellschaftliche Kosten verbunden sind. Für die Schweiz wurden die ökonomischen Folgekosten, die der Gesellschaft Jahr für Jahr durch Suizide und Suizidversuche entstehen (u. a. für Polizeieinsätze, Sachschäden, medizinische Behandlungen, lebenslange Invalidität) auf mindestens 2,5 Milliarden Franken, mehr als zwei Milliarden Euro, geschätzt. Übertragen auf Deutschland können wir demnach von etwa 20 Milliarden Euro ausgehen. Dies ist das Dreifache der Summe, die dem Bundesministerium für Familie, Senioren, Frauen und Jugend im Jahr zur Verfügung steht.

Um dem Problem zu begegnen, wurde 2003 mit Unterstützung des Bundesgesundheitsministeriums das sogenannte «Nationale Suizidpräventionsprogramm für Deutschland» aufgelegt. Die Erfolge dieses Programms sind jedoch, wie die anhaltend hohen Suizid- und Suizidversuchsraten belegen, äußerst bescheiden. Dies hat mehrere Gründe. Erstens: Die Ausgaben des Ministeriums stehen leider in gar keinem Verhältnis zur gesellschaftlichen Tragweite des Problems; immerhin sterben mindestens 20 Mal so viele Menschen an einem Suizid wie an Aids, und 13 Mal so viele wie durch den Konsum illegaler Drogen. Die Investitionen des Ministeriums in das dem Namen nach so beeindruckend klingende Programm sind derart gering, dass sie im Haushaltsplan des Ministeriums (im Unterschied zur Aufklärung über die Gefahren von Aids und Drogenmissbrauch) gar nicht erst auftauchen.[205]

Zweitens: Das Programm wird nahezu vollständig von Psychiatern bestritten, die professionsbedingt eine einseitige Sicht auf das Thema Suizid mitbringen. Paul Watzlawick sagte einmal: «Wer als Werkzeug nur einen Hammer hat, wird in jedem Problem einen Nagel erkennen.»[206] So ist es auch hier: Die meisten Psychiater sehen in Sterbewilligen automatisch psychisch Kranke. Dies mag bei einem Teil der Suizidenten zutreffen, aber keineswegs bei allen. Jedenfalls war von all den Menschen, die ich in den letzten Jahrzehnten begleitet habe, kein einziger depressiv oder litt unter einer anderen psychischen Störung. Wer meint, dass die Entscheidung für den Suizid notwendigerweise auf irrationalen Gründen beruhen muss, verkennt die Realität.

Drittens: Das Nationale Suizidpräventionsprogramm ist falsch ausgerichtet. Eine der Hauptmaßnahmen des Programms bestand in der Verbreitung einer Empfehlung an Journalisten, über Suizide entweder gar nicht zu berichten oder nur in einer Form, die klarmache, dass «ein Suizid immer ein Zeichen für psychische Probleme» sei. Deshalb sei es unbedingt zu vermeiden, «den Suizid als nachvollziehbare, konsequente oder unausweichliche Reaktion oder gar positiv oder billigend darzustellen».[207] Auf diese Weise, so die Meinung der Suizidpräventionsexperten, könnten Nachahmungseffekte verhindert werden, die in der Vergangenheit tatsächlich vielfach aufgetreten sind. In der Medienwirkungsforschung wird dies oft als «Werther-Effekt» bezeichnet.[208]

So nachvollziehbar diese Argumentation im ersten Moment erscheinen mag, letztlich führt sie eher zu einer Verschärfung als zu einer Linderung des Problems. Denn Tabus wirken in der Regel kontraproduktiv, wie die Erfahrung auf vielen Gebieten gezeigt hat: Wer die Nutzung harter Drogen begrenzen will, sollte eine liberale, aufklärerische Drogenpolitik verfolgen – und keine restriktive, die die Konsumenten kriminalisiert und das organisierte Verbrechen stärkt.[209] Wer Teenager-Schwangerschaften vermeiden will, sollte Jugendliche offen über Verhütungsmethoden aufklären – statt das Thema zu tabuisieren oder gar Jugendlichen den Sex zu verbieten. Wer die Häufigkeit von Schwangerschaftsabbrüchen reduzieren möchte, sollte gar nicht erst auf den Gedanken kommen, Abtreibungen zu verbieten – sondern ein offenes Gespräch mit den Frauen suchen, was nur möglich ist, wenn man die Möglichkeit des Abbruchs nicht von vornherein ausschließt.[210]

Ebenso verhält es sich bei der Suizidprävention: Wer Suizidversuche verhindern will, sollte das offene Gespräch mit Sterbewilligen suchen, was voraussetzt, dass die Legitimität eines Suizids nicht prinzipiell ausgeschlossen wird. Gesinnungsethiker, denen es in ihrem Denken und Handeln vornehmlich um die «rechte Gesinnung» geht, begünstigen mit ihren rigorosen Forderungen («Keine Drogen!», «Kein Sex unter Teenagern!», «Keine Abtreibung», «Keine Suizide») realiter mehr Drogentote, mehr Teenager-Schwangerschaften, mehr Schwangerschaftsabbrüche und mehr Suizidversuche.

Wer Suizide aus weltanschaulichen Gründen ablehnt, sollte seine Position daher zumindest aus «verantwortungsethischen Gründen» überdenken.[211] Denn es ist wahrlich kein Zeichen von ethischer Reife, sondern Ausdruck von politischem Unvermögen, auf einer Haltung zu beharren, die exakt das Gegenteil von dem hervorruft, was man sich erhofft.

Ich sage es deshalb noch einmal: Wer die Häufigkeit von Suizidversuchen reduzieren will, sollte sich nicht davor scheuen, eine ergebnisoffene Suizidberatung anzubieten.[212] Dies jedoch ist nur möglich, wenn man – im Gegensatz zum Standpunkt des

«Nationalen Suizidpräventionsprogramms» – akzeptiert, dass ein Suizid sehr wohl eine «nachvollziehbare, konsequente oder unausweichliche Reaktion» auf bestimmte Lebensumstände sein kann.

Machen wir uns also bewusst, *dass Suizid nicht gleich Suizid ist.* Denn es gibt bedeutsame Unterschiede zwischen einem Freitod und einem Verzweiflungssuizid, die in einer rationalen Debatte nicht unter den Tisch fallen sollten. Ich möchte diesen Unterschied wie folgt zuspitzen: Beim *Freitod* geht eine Person aus *richtigen Gründen zum richtigen Zeitpunkt und auf humane Weise* in den Tod, beim *Verzweiflungssuizid* scheidet sie *aus falschen Gründen zum falschen Zeitpunkt und oftmals auch auf grausame, entwürdigende Weise* aus dem Leben.[213]

Beides in einen Topf zu werfen, führt zu einer schiefen Diskussion, in der zwangsläufig falsche Prioritäten gesetzt werden. So ist es unsinnig, Suizide *per se* verhindern zu wollen. Reduzieren sollten wir selbstverständlich die erschreckend hohe Rate von Verzweiflungssuiziden und die noch höhere Rate von Verzweiflungssuizidversuchen, keineswegs aber die verhältnismäßig geringe Zahl von Fällen, in denen Menschen wohlüberlegt den Freitod wählen. Mehr noch: Ich bin davon überzeugt, dass eine rationale Politik, die sich konsequent an der Würde des Individuums orientiert, darauf ausgerichtet sein sollte, nicht nur die Zahl der Verzweiflungssuizide zu reduzieren, sondern auch die Häufigkeit von Freitodbegleitungen zu erhöhen.

Lassen Sie mich das kurz erläutern: Viele «Suizidexperten» (wie gesagt: in der Regel Psychiater, häufig aber auch Theologen) behaupten, dass es so etwas wie «Freitod» gar nicht gebe, da ein Mensch, der sterben wolle, sich in einer extremen Zwangssituation befinde und seine Entscheidung darüber hinaus in hohem Maße von den Einstellungen seines Umfeldes abhängig sei. Was ist von diesem Einwand zu halten? Nun, zunächst einmal ist festzuhalten, dass kein Mensch unabhängig von seinem sozialen Umfeld Entscheidungen treffen kann, da das Gehirn nun einmal ein soziales Organ ist. Dennoch sind die Entscheidungen eines gut informierten, psychisch gesunden Menschen als «frei» zu bezeichnen, wenn sie im Einklang mit seinem Willen stehen.[214] Dies ändert sich auch dann nicht, wenn die betroffene Person in eine Situation gerät, in der ihr nur noch wenige Handlungsmöglichkeiten offenstehen.

Wenn wir die Begriffe seriös verwenden, sollte klar sein, dass ein Mensch nur unter der Voraussetzung «unfrei» ist, dass er a) von anderen zu Handlungen gegen seinen Willen gezwungen wird (äußerer Zwang), dass er b) wegen einer psychischen Störung nicht in der Lage ist, frei zu entscheiden (innerer Zwang), oder dass ihm c) wichtige Informationen vorenthalten werden, die ihn zu einer anderen Entscheidung bewogen hätten (mangelnde Aufklärung).[215]

Wenn wir dies auf den Suizid anwenden, zeigt sich, dass wir immer dann von einem «Freitod» sprechen können, wenn sich ein freiverantwortlicher Mensch unter Berücksichtigung aller maßgeblichen Faktoren dazu entschieden hat, sein Leben zu beenden. Und da eine solche freiverantwortliche, gut informierte Person mit ihrem Suizid weder sich selbst noch andere bestrafen möchte (andernfalls würde es sich um einen Verzweiflungssuizid handeln), wird sie dafür auch eine Methode wählen, die möglichst für niemanden belastend ist. In diesem Sinne war der Suizid von Rolf L., der von einem Hochhaus in die Tiefe stürzte, um der Endphase seiner Chorea-Huntington-Erkrankung zu entgehen, kein Freitod. Zwar waren seine Suizidgründe rational, und er wollte mit seinem Suizid auch niemanden bestrafen, doch sein Tod war unfrei, da die Ärzte ihm die Letzte Hilfe verweigerten, sodass er am Ende gezwungen war, vom Dach eines Hochhauses zu springen. Wie groß muss die Verzweiflung sein, bis sich ein Mensch zu einem solchen Schritt entschließt?

Trotz alledem gibt es noch immer starke gesellschaftliche Kräfte, die den Suizid als Verzweiflungstat positiver bewerten als einen rational verantworteten Freitod. So heißt es im Katechismus der katholischen Kirche, dass die Schwere der «Sünde», die ein Suizident begeht, geringer sei, wenn «schwere psychische Störungen, Angst oder schwere Furcht die Verantwortlichkeit des Selbstmörders vermindern».[216] Um als besonders schwere Sünde, als «Todsünde», zu gelten, erfordert ein Verstoß gegen das katholische «Sittengesetz» nämlich die «volle Erkenntnis und volle Zustimmung» des jeweiligen Menschen.[217] Das bedeutet: Je bedachter, reflektierter, informierter eine Suizid-Entscheidung ist, desto schlimmer ist das «Vergehen», desto mehr setzt der jeweilige Suizident in den Augen der Kirche sein «ewiges Heil» aufs Spiel.

Aus katholischer Sicht (wie gesagt: ich spreche hier nicht von den Auffassungen einzelner Theologen, sondern von der offiziellen Vorgabe der Amtskirche) ist ein Freitod, bei dem ein Mensch aus guten Gründen selbstbestimmt und auf sanftem Wege sein Leben beendet, daher ein sehr viel größeres «Ärgernis»[218] als ein Verzweiflungssuizid, bei dem ein Mensch aus falschen Gründen fremdbestimmt und auf grausame Weise stirbt. Geht man von dieser Perspektive aus, hätten die Ärzte von Rolf L. ihrem Patienten also sogar einen Gefallen getan, als sie ihn im Stich ließen, denn durch seinen Verzweiflungssprung wurde sein «ewiges Heil» weniger gefährdet, als wenn er mit ärztlicher Hilfe frei und selbstbestimmt im Kreis seiner Familie gestorben wäre.

Ich weiß nicht, wie Sie dies sehen, aber in meinen Augen ist es ein großes «Ärgernis»[219], dass eine Institution mit derart verqueren Moralvorstellungen so starken Einfluss auf unser Gesundheitssystem hat (siehe Kapitel 6). Bedenkt man dabei, dass der Caritasverband und die Deutsche Bischofskonferenz zu den Kooperationspartnern des «Nationalen Suizidpräventionsprogramms» gehören, so ist es wohl nicht verwunderlich, dass die obersten Suizidpräventionsexperten des Landes gar nicht erst auf den Gedanken kommen, den Freitod als eine rationale, menschenwürdige Form des selbstbestimmten Sterbens zu begreifen.

Etwas möchte ich hier allerdings klarstellen: Auch wenn der Begriff «Freitod» hilfreich ist, um rationale von irrationalen Formen der Selbsttötung abzugrenzen, sollte er niemals in einer vernebelnden Weise verwendet werden. Denn der Freitod ist ganz gewiss kein Ausdruck «grenzenloser Freiheit», sondern im Gegenteil ein Zeichen äußerst begrenzter Handlungsmöglichkeiten. Es gibt gar keinen Zweifel daran, dass die allermeisten Menschen sehr viel lieber gesund weiterleben würden, als selbstbestimmt zu sterben. Der Freitod ist für sie allein deshalb ein Ausweg, weil es für sie nichts mehr gibt, was ihr Leben lebenswert machen könnte.

Auch sollten wir bei der Verwendung des Begriffs «Freitod» keineswegs so weit gehen wie Friedrich Nietzsche, der den natürlichen Tod grundsätzlich als «unvernünftig» beschrieb und nur den freiwilligen Tod als «vernünftig» gelten lassen wollte (siehe Kapitel 6). Denn zweifellos kann auch ein «natürlicher Tod» selbstbestimmt und menschenwürdig sein. Die entscheidende Frage in diesem Zusammenhang lautet allerdings: Ist er das immer oder auch nur in der Mehrzahl der Fälle?

Um diese Frage beantworten zu können, müssen wir uns anschauen, von welchen Umständen der natürliche Tod begleitet wird. Der renommierte Arzt und Medizinprofessor Sherwin B. Nuland beschrieb in seinem vorzüglichen Buch «Wie wir sterben» die Symptome, die mit den fünf «apokalyptischen Reitern des Todes» einhergehen, nämlich Kreislaufstillstand, mangelnde Sauerstoffversorgung der Organe, Aussetzen der Gehirntätigkeit, Absterben einzelner Organe und Erlöschen vitaler Zentralfunktionen. Das Fazit, zu dem Nuland nach seiner Analyse gelangte, ist ernüchternd, für viele sicherlich erschütternd. Doch ich wüsste keinen redlichen Arzt, der ihm ernsthaft widersprechen würde: «Ich habe nur selten Würde beim Sterben erlebt. Das Bemühen um Würde scheitert, wenn der Körper uns im Stich lässt. In seltenen, sogar höchst seltenen Fällen mögen einmalige Umstände dafür sorgen, dass ein Mensch mit ausgeprägter Persönlichkeit sein Leben in Würde beschließt. Dass so viele günstige Faktoren zusammenkommen, ist jedoch ungewöhnlich und darf nur bei sehr wenigen Menschen erwartet werden.»[220]

Evolutionsbiologisch ist es leicht zu erklären, dass der natürliche Sterbensprozess meist mit unangenehmen, entwürdigenden Begleiterscheinungen einhergeht.[221] Doch diese Erklärung sagt nichts darüber aus, ob wir uns mit diesem «natürlichen Sachverhalt» abfinden sollten oder nicht. Wir dürfen aber wohl davon ausgehen, dass nur die allerwenigsten Menschen der Aufforderung von Johannes Paul II. folgen wollen, das natürliche Leid als «Teilhabe am Leiden des gekreuzigten Christus» zu begrüßen (siehe Kapitel 6). Die meisten werden wahrscheinlich hoffen, dass «dieser Kelch an ihnen vorübergeht», dass sie also etwas weniger «natürlich», etwas weniger leidvoll sterben können.

Erfreulicherweise haben wir auf diesem Gebiet in den letzten Jahrzehnten einige Fortschritte gemacht. Die Palliativmedizin ermöglicht es Patienten in den meisten (leider nicht in allen) Fällen, keine unerträglichen Schmerzen erleiden zu müssen. Allerdings ist Schmerzfreiheit zwar eine wichtige, aber keineswegs eine hinreichende Voraussetzung für einen würdevollen Tod. Wie die Daten aus Oregon und auch meine eigenen Erkenntnisse zeigen, fürchten die meisten Menschen nicht unerträgliche Schmerzen, sondern den Verlust ihrer Selbständigkeit und Würde.

Hier aber stößt die Palliativmedizin an ihre Grenzen. Selbst das aufopferungsvolle Engagement der Hospizhelfer kann oft nicht verhindern, dass die Patienten am Ende ihre Selbständigkeit und Würde verlieren. Die Frage also ist: Warum sollten wir, wenn wir die Begleiterscheinungen des natürlichen Sterbens ohnehin nicht mehr hinnehmen wollen, bei der Palliativ- und Hospizversorgung stehen bleiben? Warum nicht die Freitodbegleitung als eine weitere Option der Letzten Hilfe akzeptieren?

Fakt ist jedenfalls, dass ich im Unterschied zu Sherwin B. Nuland sehr häufig «Würde beim Sterben» erlebt habe. Und es steht völlig außer Frage, dass die Personen, die ich in ihren letzten Stunden begleitet habe, einen sehr viel würdevolleren Tod gefunden haben als die überwältigende Mehrheit der etwa 850 000 Menschen, die jedes Jahr in Deutschland sterben. Während viele schrecklich mit dem Tod ringen müssen, sind meine Patienten friedlich eingeschlafen.

Wäre es wirklich ein gesellschaftlicher Rückschritt, wenn einem größeren Teil dieser Menschen die allerletzten Stunden, Tage oder Wochen des Leids erspart blieben? Wenn sich mehr Menschen im Kreise ihrer Liebsten bei klarem Verstand, selbstbestimmt und würdevoll von dieser Welt verabschieden könnten? Würden nicht mehr Menschen diesen Weg gehen, wenn sie nicht mit dem «Mythos des würdigen, natürlichen Todes» getäuscht würden und stattdessen mehr über die oft bittere Realität des Sterbens wüssten?

Meines Erachtens trägt es keineswegs zur «Wahrung der Menschenwürde» bei, den Patienten wichtige Informationen über ihr Sterben vorzuenthalten. Denn um frei entscheiden zu können, müssen sie einschätzen können, was ihnen bevorsteht. Und genau darum geht es beim «selbstbestimmten Sterben»: Schließlich umfasst dieser Begriff nicht nur das Verhalten der Patienten, die Freitodbegleitungen in Anspruch nehmen, sondern auch all derjenigen, die sich freiverantwortlich in Kenntnis aller Fakten *gegen* jegliche lebensverkürzende Maßnahme entscheiden.

Um von «selbstbestimmtem Sterben» sprechen zu können, müssen zwei Bedingungen erfüllt sein. Erstens: Dem Patienten müssen alle für seine Entscheidung bedeutsamen Informationen zur Verfügung stehen – nicht nur über den palliativmedizinisch abgemilderten «natürlichen Tod», sondern auch über den Freitod. Zweitens: Er muss die Möglichkeit haben, seine Entscheidung, gleich ob sie auf lebensverkürzende oder auf lebensverlängernde Maßnahmen hinausläuft, in die Tat umsetzen zu können.

Beide Voraussetzungen sind in Deutschland derzeit nicht erfüllt, sodass hier nur die allerwenigsten Menschen selbstbestimmt sterben können. Was müsste geschehen, um diesen Missstand zu beheben? Nun, wir müssten nicht nur die weltanschaulichen, politischen und finanziellen Hindernisse überwinden, die in den vorangegangenen Kapiteln beschrieben wurden, sondern letztlich auch zu einer anderen Haltung zum Tod finden.

Ein Satz, der mir in diesem Zusammenhang in den Sinn kommt, lautet: «Wenn es einen ‹Stein der Weisen› gibt, dann ist es der Grabstein.»[222] Im Grunde ist damit alles gesagt. Denn wir werden kaum eine «weise», sprich: eine gelassene, reflektierte, subjektiv befriedigende und ethisch ausgewogene Lebensweise entwickeln können, wenn wir die Realität des Todes weiter verdrängen oder gar verleugnen.[223]

Gerade Mediziner haben auf diesem Gebiet einiges nachzuholen. Die Vorstellung, dass der Tod eine «Niederlage» sei, ist aus den Köpfen vieler Ärzte noch nicht verschwunden. Auch in der Bevölkerung sehen die allermeisten allein die bedrohliche, selten aber auch die tröstliche Seite des Todes. Tatsächlich jedoch bedeutet die Gewissheit des Todes nicht nur, dass wir Abschied nehmen *müssen* von den angenehmen Dingen des Lebens, sondern auch, dass wir Abschied nehmen *können* von dem Leid, das wir nicht mehr ertragen wollen.[224] Wenn ich in meinen Jahren als Sterbehelfer etwas Entscheidendes über Leben und Sterben gelernt habe, dann ist es dies.

Ich bin mir sicher: Wenn wir in der Lage wären, die neurotische Todesverdrängung endlich zu überwinden, müssten schwerstleidende Menschen nicht mehr vergeblich nach Letzter Hilfe suchen. Wie aber könnte ein vernünftiges, effektives, patientenorientiertes System der Letzten Hilfe in der Praxis aussehen? Ich werde in den letzten beiden Kapiteln dieses Buchs versuchen, eine Antwort auf diese Frage zu geben.

KAPITEL 8

Selbstbestimmung am Lebensende Grundlagen zu einer neuen Kultur des Sterbens

Percy Bridgman war hoch dekoriert: Er hatte den Nobelpreis für Physik erhalten, den Rumford-Preis, die Cresson-Medaille, die Roozeboom-Medaille, den Comstock-Preis und den New York Award. Man hatte ihm Ehrendoktortitel in Harvard, Princeton, Yale und an der Sorbonne verliehen. Als sein Krebsleiden unerträglich wurde, ließ man ihn jedoch im Stich. Am 20. August 1961 stellte Bridgman noch das Register für die siebenbändige Ausgabe seiner Werke fertig, dann schrieb er einen kurzen Abschiedsbrief und nahm sich durch einen Kopfschuss das Leben. Die letzten Worte des Nobelpreisträgers: «Es ist nicht anständig, wenn die Gesellschaft einen Menschen dazu zwingt, sich so etwas anzutun.»[225]

52 Jahre später befand sich der Schriftsteller Wolfgang Herrndorf in einer ähnlichen Situation – auch er hoch geehrt (Clemens-Brentano-Preis, Deutscher Jugendliteraturpreis, Hans-Fallada-Preis, Preis der Leipziger Buchmesse) und am Ende ganz auf sich allein gestellt. Dreieinhalb Jahre lang hatte Herrndorf angekämpft gegen den Tumor in seinem Kopf, doch dann ging es nicht mehr. Am 26. August 2013 setzte er sich ans Ufer des Hohenzollernkanals in Berlin, schob sich den illegal erworbenen Revolver, eine 357er Smith & Wesson, in den Mund und beendete sein Leben durch einen Schuss ins Stammhirn.

Herrndorf hatte seinen Suizid öffentlich angekündigt. In seinem später auch als Buch erschienenen Weblog «Arbeit und Struktur» berichtete er über die Begleiterscheinungen seiner

Erkrankung ebenso offen wie über die geplante «Exitstrategie». So schilderte er im Eintrag vom 10. August 2010 die Gefühle, die ihn überkamen, als er die Waffe, mit der er sich drei Jahre später das Leben nehmen sollte, das erste Mal in Händen hielt: «Die mittlerweile gelöste Exitstrategie hat eine so durchschlagend beruhigende Wirkung auf mich, dass unklar ist, warum das nicht die Krankenkasse zahlt.»[226]

Doch so beruhigend es für Herrndorf auch war, den Revolver für den Notfall zu besitzen, sehr viel lieber hätte er sein Leben mit sicher wirkenden Medikamenten beendet. Resigniert aber stellte er fest (hier irrte er sich allerdings), dass man an solche Medikamente «weder mit Rezept noch sonst legal rankommt»: «An überhaupt nichts Sicheres. Nichts Einfaches, nichts Hundertprozentiges.»[227] Und so sah sich der Schriftsteller gezwungen, die alternativen Methoden des Suizids durchzugehen: «Erschießen ist in 76 bis 92 Prozent der Fälle tödlich, bei Schüssen in den Kopf liegt die Quote noch etwas höher. Aber auch da überleben 3 bis 9 Prozent, und die haben dann Hirnschäden und sind entstellt. Erhängen fühlt sich schätzungsweise an, wie es aussieht, und hat wie die meisten anderen Methoden den Nachteil, dass man Erfahrung damit bräuchte und nur einen Versuch hat.»[228]

Auch der Sturz in die Tiefe sei mit unkalkulierbaren Risiken verbunden, stellte Herrndorf fest: «Man kann aus dem zwölften Stock springen und überleben. Man kann aus dem zwölften Stock springen und noch dreißig Minuten als blutiger Matsch auf dem Trottoir die Passanten erschrecken.»[229] Wer so viele Wochen und Monate wie er durch das Labyrinth geirrt sei auf der Suche nach einem sicheren Ausgang, der verstehe irgendwann, «wie vollkommen vernünftige und zurechnungsfähige Menschen auf die Idee kommen können, sich auf eine ICE-Trasse zu stellen im vollen Bewusstsein, einen Lokführer für den Rest seines Lebens zu traumatisieren».[230]

Ein Tod im Hospiz kam für Herrndorf nicht in Frage – nicht nur, weil er auf keinen Fall vor sich hin siechen wollte, sondern auch, weil ihm die oft religiöse Ausrichtung dieser Einrichtungen gegen den Strich ging. Vier Monate vor seinem Tod notierte er: «Von einer Freundin gehört, dass ihr in der Ausbildung im Hospiz beigebracht wurde, das Fenster im Zimmer der Gestorbenen zu öffnen, damit die Seele rauskann. Das hat mir gerade noch gefehlt, zu verrecken in einem Haus, das von offensichtlich Irren geleitet wird.»[231]

Nur Verachtung hatte Herrndorf für Politiker, Ärzte- und Kirchenfunktionäre übrig, die freiverantwortlichen Erwachsenen das Recht auf ein selbstbestimmtes Ende verwehren wollten: «Komplett Enthirnte wie Margot Käßmann versuchen, ein freies Leben gelebt habenden Menschen das Recht auf Freiheit im Tod zu bestreiten. (...) Ein Mann, der seine alzheimerkranke Frau beim Suizid unterstützte, sitzt neben einer Zumutung namens Kapuzinermönch Bruder Paulus, dem sein ihm das Gesicht verwüstet habender zweistelliger IQ befiehlt, eine Stunde lang mit zusammengekniffenen Augen angestrengtes Nachdenken simulierend in die Runde zu schauen und seinen Vorredner anzublaffen, warum er seiner Frau denn nicht gleich die Pulsadern aufgeschnitten habe.»[232]

Die Texte und auch der finale Schritt des begabten Wolfgang Herrndorf haben viele erschüttert – auch mich persönlich. Denn in jener ARD-Sendung, in der sich Bruder Paulus mit solch unsensiblen Worten gegen das Recht auf Letzte Hilfe ereiferte, war auch ich als Gast zugegen. Herrndorf musste mich also gesehen haben. Warum hatte er sich nicht bei mir gemeldet? Oder hat er es vielleicht versucht und war nicht zu mir durchgedrungen?

Jedenfalls hätte ich helfen können. Immerhin lebten wir beide in Berlin, nicht allzu weit voneinander entfernt. Es wäre kein Problem gewesen, ihm angesichts seiner fortgeschrittenen Krankheit die Medikamente zu geben, nach denen er vergeblich Ausschau gehalten hatte. Er hätte sich weder erschießen noch hätte er in die Schweiz fahren müssen, um sein Leben zu beenden. Er hätte genauso abtreten können, wie er es sich vorstellte, «ohne bürokratische Hürden und ohne Psychologengespräch» – für Herrndorf eine schlimme Demütigung: «als sei ein Erwachsener, der sterben will, ein quasi Verrückter, dessen Geist und Wille der Begutachtung bedürfe».[233]

Wolfgang Herrndorf hat den letzten Moment abgepasst, in dem er noch dazu in der Lage war, sich selbst zu erschießen. Seine räumliche Orientierung und sein Koordinationsvermögen waren im August 2013 bereits stark beeinträchtigt, der Schuss hätte also leicht daneben gehen können. Alles in allem meine ich, Herrndorf starb zwar *zur rechten Zeit*, doch *nicht auf rechte Weise*.

Ebenso wenig wie Percy Bridgman ein halbes Jahrhundert zuvor. Auch er hatte seinen Suizid so lange hinausgezögert, wie es irgend ging. «Wahrscheinlich ist heute der letzte Tag, an dem ich es mir selbst antun kann», heißt es in Bridgmans Abschiedsbrief. Gegenüber einem Kollegen hatte der Nobelpreisträger zuvor seinen großen Unmut darüber ausgedrückt, dass schwerstleidende Menschen im Stich gelassen würden, wenn sie Hilfe am dringendsten benötigen: «Ich möchte die Lage, in der ich mich befinde, dazu nutzen, einen allgemeinen Grundsatz aufzustellen», sagte Bridgman. «Wenn das Leben unausweichlich seinem Ende zustrebt, wie es mir jetzt scheint, hat der Einzelne das Recht, seinen Arzt darum zu bitten, es für ihn zu beenden.»[234] Ein Satz, der auch von Wolfgang Herrndorf hätte stammen können.

Bridgman und Herrndorf wurden in den Verzweiflungssuizid getrieben, weil ihnen eine im Umgang mit Schwerstkranken «unanständige» Gesellschaft – um hier Bridgmans Begriff aufzugreifen – die Möglichkeit des Freitods verwehrte (siehe Definition in Kapitel 7). Wie aber könnte ein System aussehen, das die Interessen leidender Menschen in «anständiger» Weise berücksichtigt?

Nehmen wir das Beispiel von Wolfgang Herrndorf: In einem rationalen Gesundheitssystem hätte er mit seinem behandelnden Arzt über seinen Wunsch nach selbstbestimmtem Sterben sprechen können, ohne deshalb in irgendeiner Weise psychiatrisiert zu werden. Der Arzt hätte nach der Diagnose des bösartigen Hirntumors im Februar 2010 schnell erkannt, dass Herrndorfs Suizidwunsch rational begründet ist. Daher hätte er seinem Patienten die Sicherheit gegeben, im Ernstfall mit seiner Hilfe sterben zu können, sodass Herrndorf von der schrecklichen Last befreit gewesen wäre, nach geeigneten «Exitstrategien» zu suchen. Gleichzeitig hätte der Arzt seinen Patienten auf alle sinnvollen Therapiemöglichkeiten hingewiesen und ihn dazu ermuntert, die ihm verbleibende Zeit sinnvoll zu nutzen. Tatsächlich hat Herrndorf ja dank seiner Ärzte die mittlere Überlebenszeit der Patienten mit einem Glioblastom um mehr als das Doppelte übertroffen – und die letzten dreieinhalb Jahre waren die produktivsten seiner Schriftstellerkarriere.

Mitte 2013, als Herrndorf immer häufiger unter epileptischen Anfällen, Wortfindungsstörungen und Gedächtnisdefiziten litt, hätte ein verantwortungsvoller Arzt ihm die tödlich wirkenden Medikamente ausgehändigt – sofern er dies nicht schon früher getan hätte, wie ich es im Fall des Langzeitüberlebenden Herrn A. praktiziert habe. Herrndorf hätte die Mittel allein, in Begleitung des Arztes oder auch im Kreis seiner Familie und Freunde einnehmen können. Er wäre in seiner Wohnung oder auf seiner Dachterrasse mit Blick auf sein geliebtes Berlin sanft entschlafen. Niemals wäre er gezwungen gewesen, sein Leben mit zertrümmertem Schädel an der Uferpromenade zu beenden. Eine Gesellschaft, die sich «anständig» gegenüber Schwerstkranken verhält, würde sie nicht in eine solche Notlage bringen.

Vielleicht stimmen Sie mir zu mit Blick auf schwerstkranke Patienten wie Bridgman und Herrndorf, die am Ende ihres Lebens angekommen sind, vielleicht auch mit Blick auf Patienten mit schwerwiegenden neurologischen Störungen wie Dr. S. (Kapitel 1), der unter den schrecklichen Symptomen seiner ALS-Erkrankung litt, oder Henning M. (Kapitel 4), der sein Leben als hochgradig Querschnittgelähmter beenden wollte, bevor er sich selbst in seinem Wesen nicht mehr ertragen konnte. Wie aber steht es um die Gruppe von Sterbewilligen, die möglicherweise gar nicht schwerwiegend erkrankt, sondern aufgrund ihres hohen Alters «lebenssatt» sind und sich die letzten Monate oder Jahre im Pflegeheim ersparen wollen? Kann es ethisch gerechtfertigt sein, auch ihrem Sterbewunsch zu entsprechen?

Ich muss gestehen, dass ich zunächst Hemmungen hatte, sogenannten «Alterssuizidenten» Letzte Hilfe zu gewähren. Doch als ich mir ihre Argumente anhörte und mich in ihre Lage versetzte, wurde mir klar, dass es keine vernünftigen Argumente gibt, ihre Wünsche zu ignorieren. Lassen Sie mich dazu einen Fall schildern, den ich in Anlehnung an den Bestseller von Jonas Jonasson[235] als «Die Geschichte der Hundertjährigen, die nicht aus dem Fenster stieg» betiteln möchte.

Frau S. war 99 Jahre alt, ihr 100. Geburtstag stand vor der Tür, aber darauf wäre man beim besten Willen nicht gekommen.

Wenn man ihr im Gespräch gegenübersaß, hätte man sie allenfalls auf 80 geschätzt. Frau S. sah blendend aus und war auch gesundheitlich in einer Verfassung, von der viele 80-Jährige nur träumen können.

Gewiss, auch Frau S. plagten ein paar «kleine Zipperlein», wie sie es nannte: Herzschwäche, nachlassendes Sehvermögen, Arthrose. Doch das war nichts, worüber sie sich beklagt hätte. Das Gehen allerdings bereitete ihr wirklich Probleme. Beide Hüften waren schon vor vielen Jahren durch künstliche Gelenke ersetzt worden. Inzwischen hatten sich diese gelockert, aber eine erneute Operation mit anschließender Reha wollte Frau S. in ihrem Alter nicht mehr über sich ergehen lassen, auch ihre Ärzte hatten davon abgeraten.

Frau S. wohnte parterre in einer guten Berliner Wohngegend mit vielen Grünflächen. Trotz ihrer Gehbehinderung konnte sie ihren Haushalt noch selbst erledigen. Die Einordnung in Pflegestufe I ermöglichte es ihr, auf Unterstützung von außen zurückzugreifen, zusätzliche Hilfsleistungen bezahlte sie aus eigener Tasche. Bei Arztbesuchen kam ihr ein freundlicher Nachbar zu Hilfe. Insgesamt war Frau S. «sozial gut eingebunden», wie sie mir bestätigte. Mit ihrer Rente kam sie bestens über die Runden, sie verfügte sogar noch über ein paar Ersparnisse. Warum also wollte sie sterben?

Frau S. erzählte mir, dass sie vor einigen Wochen wieder einmal gestürzt sei und sich dabei «alles grün und blau geschlagen» habe. Zum Glück hatte sie sich nichts gebrochen. Doch die Untersuchung im Krankenhaus, bei der sie lange Zeit warten musste und keine Hilfe bei «unvermeidlichen Geschäften» erhielt, hatte sie als demütigend empfunden. Vor allem hatte es sie geärgert, dass man sie davon überzeugen wollte, möglichst bald in eine geeignete «Einrichtung» zu gehen. Dies lehnte Frau S. kategorisch ab.

Viel zu oft, so erklärte sie mir, habe sie mitbekommen, wie Freundinnen und Bekannte in Heimen oder Pflegeeinrichtungen unter unwürdigen Bedingungen dem Tod entgegengegangen seien: «Das ist ja das Schicksal von Menschen, die so lange leben wie ich: Wir müssen mitansehen, wie alle um uns herum sterben.» Viele ihrer Freundinnen hätten ihre letzten Jahre in Altersheimen verbracht – und das sei fast immer «die Hölle» gewesen: «Keine zehn Pferde bringen mich dorthin! Bei meiner besten Freundin, die im Heim viele Monate künstlich ernährt wurde, ist es so schlimm gewesen, dass ich sie in den letzten Wochen gar nicht mehr besuchen konnte, weil ich ihr Elend einfach nicht ertragen konnte.»

Deshalb habe sie den Sturz vor einigen Wochen als Zeichen verstanden, dass nun die Zeit gekommen sei, einen Schlussstrich zu ziehen. Wenn sie sich beim nächsten Sturz etwas brechen würde, hätte sie ihr Schicksal nicht mehr in der Hand. Und das sei, so Frau S., für sie «absolut unerträglich». Deshalb wolle sie nun möglichst bald gehen. Ich fragte intensiv nach, ob sie sich wirklich ganz sicher sei. Bei ihrem hervorragenden Gesundheitszustand hätte sie ja durchaus die Chance, noch zehn gute Jahre zu erleben.

Frau S. lachte kurz auf: «Herr Arnold, Sie sind noch ein junger Mann (was witzig war, denn ich hatte zu dem Zeitpunkt die 60 längst überschritten). Kommen Sie erst mal in mein Alter, dann werden Sie verstehen, dass das Leben ab einem gewissen Punkt kein Geschenk mehr ist, sondern eine Belastung. Schon die letzten sieben Jahre waren alles andere als ‹gut›, und die nächsten würden mit Sicherheit noch viel schlechter sein. Darauf kann ich gerne verzichten. Ich habe immer großen Wert darauf gelegt, über mein Leben selbst zu bestimmen, und das soll auch für meinen Tod gelten.»

Um sich verständlich zu machen, schilderte mir Frau S. in

groben Zügen die Stationen ihres Lebens: Ihr Mann war als Soldat in russische Gefangenschaft geraten und erst Ende 1955 in die Heimat zurückgekehrt. Die Zeit im Lager hatte ihn so sehr verändert, dass die Ehe bald darauf zerbrach. Frau S. hatte sich mit ihrem kleinen Sohn schon seit Kriegsende allein durchschlagen müssen. Anfangs hatte sie zu den «Trümmerfrauen» gehört, später einen Kiosk auf einem größeren Berliner S-Bahnhof betrieben, der ihr ein gutes Auskommen sicherte.

Ein Kiosk an der richtigen Stelle konnte eine wahre Goldgrube sein, jedoch handelte es sich um einen Knochenjob. Frau S. musste früh aufstehen und kam erst spät abends nach Hause. Die schwere Arbeit forderte ihren Tribut. Durch das lange Stehen und Schleppen schwerer Kisten waren ihre Gelenke angegriffen, mit 65 Jahren musste sie ihren Kiosk aufgeben. Doch voller Energie wie sie war, mochte sich Frau S. mit dem Rentnerdasein nicht abfinden. Auf eine Anzeige hin bewarb sie sich bei einem Modehaus, das auf Damenunterwäsche spezialisiert war. Die Chefin wunderte sich zwar über das fortgeschrittene Alter der Bewerberin, doch nach einer Probezeit von sechs Wochen wurde sie fest angestellt. Frau S. arbeitete sich so erfolgreich in ihren neuen Job ein, dass ihr schon bald eine Filiale als Chefverkäuferin überlassen wurde.

Mit Mitte 70 übernahm sie zusätzlich den Wareneinkauf und besuchte internationale Messen. Erstaunlicherweise schien sie auch im hohen Alter den Geschmack der Kundinnen besser zu treffen als ihre viel jüngeren Kolleginnen. Erst mit 85, damals hatte sie ihre Hüftoperationen bereits hinter sich gebracht, zog sie sich aus dem Berufsleben zurück. Die ersten Jahre danach seien schön gewesen, erzählte mir Frau S. Sie habe viel unternommen, vor allem Opernaufführungen und Konzerte besucht. Doch nach und nach seien ihre Freunde und Bekannten gestorben. Zuletzt ihr Sohn, der mit 70 Jahren, kurz nach ihrem 92. Geburtstag, einem Lungenkrebsleiden erlag. «Seit sieben Jahren lebt niemand mehr, der mir in meinem Leben etwas bedeutet hat», sagte Frau S. «Ich bin die letzte Überlebende – und es gibt nichts mehr, was mich hier hält.»

Für einen Moment wirkte sie melancholisch, doch dann setzte sie ein spitzbübisches Lächeln auf: «Herr Arnold, wissen Sie: Ich habe noch mit 85 Dessous verkauft – und wenn es sein muss, werde ich mit 100 aus dem Fenster springen! Einen passenden Ort dafür habe ich schon gefunden.» Sie kramte aus ihrer Handtasche ein Foto von einem Berliner Hochhaus hervor, das sie mir zeigte: «Allerdings hoffe ich, dass es dazu nicht kommen muss. Meinen Sie nicht, dass ich nach einem so langen Leben das Recht habe, zu gehen?»

Natürlich hatte sie das. Niemand konnte sie zwingen, so lange auszuharren, bis sie zu einem Pflegefall würde. Ich erinnerte mich an Gespräche mit Kollegen, die das Recht auf den Suizid zwar nicht abstritten, aber meinten, dass man Ärzte für eine solche Tätigkeit nicht missbrauchen dürfe. War dies wirklich eine ethische Haltung? Nein, denn sie lief darauf hinaus, dass man Menschen wie Frau S. in den Verzweiflungssuizid trieb. Konnte ich es verantworten, dass sich Frau S. aus einem Fenster stürzen musste? Ganz sicher nicht. Das hatte die alte Dame nun wirklich nicht verdient! Also sagte ich ihr meine Unterstützung zu, und wir verabredeten uns für den darauffolgenden Sonntagabend.

Auch bei diesem letzten Treffen überraschte mich Frau S.: Sie war am Tag zuvor beim Friseur gewesen, hatte sich elegant geschminkt und ihr schönstes Abendkleid angezogen, jenes, das sie früher bei Opernpremieren getragen hatte. «Na, wie sehe ich aus?», fragte sie. «Atemberaubend», antwortete ich.

Als sie die Medikamente zu sich nahm, war es kurz nach acht. «Gleich kommt der Tatort», sagte Frau S. und drückte auf die

Tastatur ihrer Fernbedienung. Den Tatort habe sie nie verpasst, erklärte sie mir. Kurz darauf wurde sie müde. Die Titelmusik war kaum verklungen, da befand sie sich schon im Tiefschlaf. Es dauerte nicht lange, bis ich ihren Tod feststellen konnte. Ich saß noch eine Weile bei ihr. Was für eine starke, tapfere Persönlichkeit diese zierliche alte Dame doch gewesen war! Dann schaltete ich den Fernseher aus und verließ die Wohnung.

Menschen, die sich im hohen Alter das Leben nehmen, befinden sich oft in einer vergleichbaren Situation wie Menschen mit schwerwiegenden neurologischen Schädigungen. Denn letztlich ist es gleich, ob man aufgrund einer fortgeschrittenen MS- oder ALS-Erkrankung oder aufgrund fortgeschrittenen Alters den Verlust der Selbständigkeit und Würde befürchtet. Wie bei MS- oder ALS-Kranken geht der Sterbewunsch auch bei hochbetagten Menschen meist darauf zurück, dass sie sich den letzten Lebensabschnitt im Pflegeheim ersparen möchten.

Ich halte es nicht nur für «unanständig», sondern für menschenverachtend, diesen Sterbewunsch zu ignorieren und dadurch Tausende von alten Menschen Jahr für Jahr in den Verzweiflungssuizid zu treiben (siehe Kapitel 7). Dies ist eine menschliche Katastrophe, die eine Gesellschaft, die den Prinzipien der Humanität verpflichtet ist, niemals hinnehmen dürfte!

Wie bei Menschen im Endstadium einer Krebserkrankung sollte die Gewährung von Letzter Hilfe auch bei alten Menschen nicht mit bürokratischen Hürden verknüpft sein. Wer mehr als 80, 90 oder gar 100 Jahre gelebt hat und gut informiert bei klarem Verstand seine Entscheidung trifft, sollte nicht erst bei einem Psychologen vorsprechen müssen, um die Genehmigung zu einer ärztlichen Freitodbegleitung zu erhalten. Denn dies wäre, wie Wolfgang Herrndorf zu Recht anmerkte, eine Demütigung.

Wie aber steht es um Sterbewillige, die nicht bei klarem Verstand sind, die womöglich unter schwerwiegenden psychischen Störungen leiden? Ich habe in den letzten Jahren häufig auch Anfragen von Menschen erhalten, die dieser Personengruppe zuzuordnen sind. Allerdings habe ich Hilfe in solchen Fällen abgelehnt – nicht etwa, weil ich denke, dass Menschen mit schweren Depressionen oder unerträglichen somatoformen Schmerzen nicht das Recht auf Letzte Hilfe besäßen, sondern weil mir als Urologe und Allgemeinmediziner schlicht die Kompetenz fehlt, Menschen mit derartigen Problemen angemessen zu beraten.[236]

Diese Beratungskompetenz ist aber entscheidend für ein menschenwürdiges System von Letzter Hilfe. Bitte erinnern Sie sich in diesem Zusammenhang an Frau C. (Kapitel 1), die mit den Klängen von Schuberts Unvollendeter aus dem Leben schied: Hätte ich bei ihrem ersten Besuch nicht über das palliativmedizinische Wissen verfügt, dass sich ihre Schmerzen mit der richtigen Medikation auf ein erträgliches Maß reduzieren ließen, wäre Frau C. nicht zur «rechten Zeit» gestorben, sondern viel zu früh. Unter diesen Umständen hätte sie einige wunderbare Momente mit ihrer Familie nicht erleben und ihre Tochter nicht angemessen auf ihren letzten Schritt vorbereiten können.

Klar ist: Kein Mensch sollte sich für den Suizid entscheiden, weil er palliativmedizinisch nicht hinreichend betreut wird. Deshalb muss der Palliativmedizin in der Medizinerausbildung und -fortbildung sehr viel mehr Gewicht beigemessen werden.[237] Allerdings geht es bei der Beratung sterbewilliger Patienten nicht nur um palliativmedizinisches Wissen, sondern auch um die Kenntnis der Therapiemethoden, die den Krankheitsverlauf womöglich stoppen oder verlangsamen könnten. Wie bereits dargelegt, kann ein Patient nur dann «frei» entscheiden, wenn ihm alle für seine Entscheidung bedeutsamen Informationen vorliegen. Hier steht der Arzt in der Pflicht!

Suizidbeihilfe kann nur dann rechtmäßig sein (siehe Kapitel 3), wenn ein Arzt seinen Patienten umfassend über die Alternativen aufgeklärt hat, die ihm in seiner Lebenssituation zur Verfügung stehen. Dass diese Regelung vernünftig ist, steht außer Frage. Allerdings meine ich, dass die Informationspflicht des Arztes nicht nur darin bestehen kann, schwerstleidenden Patienten die *Alternativen zum Freitod* darzulegen – er sollte sich auch dazu verpflichtet fühlen, auf den *Freitod als Alternative* hinzuweisen. Dass Patienten in der Regel sowohl über die Begleitumstände des natürlichen Sterbens als auch die Möglichkeit des Freitods im Unklaren gelassen werden, halte ich für einen schwerwiegenden Verstoß gegen die ärztliche Informationspflicht, die mit dem Berufsethos nicht zu vereinbaren ist.

Gegner des selbstbestimmten Sterbens werden hierauf sicherlich erwidern, dass der Arzt auf der Basis seines Gewissens handeln müsse und man ihm deshalb nicht abverlangen könne, auf Freitodbegleitungen hinzuweisen oder sie gar durchzuführen, wenn er jede Form der Lebensverkürzung aus religiösen Gründen ablehne. Wie bei Politikern (siehe Kapitel 6) muss man aber auch in diesem Fall fragen, worin genau die Gewissensentscheidung besteht: Unbestritten ist, dass religiöse Ärzte das Recht haben, für sich selbst jede Form von Lebensverkürzung abzulehnen, aber sie haben keineswegs das Recht, diese Entscheidung für ihre Patienten zu treffen! Schließlich geht es in der Medizin nicht um die religiöse Erbauung des Arztes, sondern um das Wohl des Patienten.

Um es klar und deutlich zu formulieren: In meinen Augen sind Palliativmediziner, die ihren Patienten aus religiösen

Gründen Freitodbegleitungen verweigern, für diese Arbeit ebenso ungeeignet wie Gynäkologen, die vergewaltigten Frauen aus religiösen Gründen die «Pille danach» verweigern! Es ist schlicht unprofessionell, wenn Ärzte ihre religiösen Überzeugungen über die Interessen der Patienten stellen. Ich meine daher: Wer nicht fähig ist, über seinen weltanschaulichen Schatten zu springen, der sollte auf einem medizinischen Gebiet praktizieren, auf dem er nicht direkt mit sterbenden Menschen konfrontiert ist, beispielsweise als Zahn- oder Laborarzt oder als Radiologe wie Bundesärztekammerpräsident Montgomery.

Haben wir damit alles angesprochen, was für ein vernünftiges System der Letzten Hilfe von Bedeutung ist? Nein. Leider ist es unumgänglich, dass wir uns noch einmal dem Thema «Geld» zuwenden.

Vielleicht haben Sie sich schon gefragt, wie ich selbst in monetärer Hinsicht verfahre: Nun, nach meiner langjährigen Berufspraxis konnte und kann ich es mir leisten, Freitodbegleitungen auch ohne Bezahlung durchzuführen. Oftmals legten mir Patienten nur die anfallenden Reisekosten aus, manchmal nicht einmal das. Denjenigen, die nach dem Honorar fragten, nannte ich den ärztlichen Regeltarif. Einigen erschien dies als zu gering und sie gaben mir höhere Geldbeträge. Ich habe diese Honorare meist an gemeinnützige Organisationen gespendet, beispielsweise an ein Berliner Hospiz, das ich schon seit vielen Jahren unterstütze.

Natürlich lässt sich auf Exoten wie mir – der *Spiegel* fand, ich sei ein «aufgeregter Mensch», der etwas «Missionarisches» hat[238] – keine flächendeckende Versorgung der Bevölkerung aufbauen. Wenn also das Recht auf Letzte Hilfe für alle gelten soll, dann muss dafür gesorgt werden, dass Freitodbegleitungen von den Krankenkassen als ärztliche Hilfeleistungen anerkannt und auch honoriert werden.

Aber wäre eine solche Kostenübernahme für die Kassen nicht mit einem hohen finanziellen Mehraufwand verbunden? Ganz im Gegenteil. Denken Sie nur daran, wie viel Geld sich einsparen ließe, wenn das Selbstbestimmungsrecht in unserem Gesundheitswesen berücksichtigt würde, wenn Menschen nicht mehr zwangsernährt würden (wie Frau K., die gegen ihren Willen fünf Jahre lang im Wachkoma gehalten wurde), wenn sie nicht mehr mit Operationen und Therapiemaßnahmen überzogen würden, die sie gar nicht mehr erdulden wollen. Denken Sie auch daran, wie viele Milliarden Euro sich jährlich einsparen ließen, wenn wir durch ein Netz ergebnisoffen arbeitender Suizidberatungsstellen in den Gesundheitsämtern die hohe Rate von 200 000 Suizidversuchen pro Jahr reduzieren könnten![239]

Ich weiß, dass beim Wort «Kosteneinsparungen» bei vielen die Alarmsignale aufleuchten. Lassen Sie mich daher kurz erklären, was ich damit meine: Es geht nicht darum, die Arbeitnehmerbeiträge für die Kranken- und Pflegeversicherung zu reduzieren, damit Unternehmen höhere Gewinne erzielen, es geht vielmehr darum, die Milliardenbeträge, die in das deutsche Gesundheitssystem fließen, in vernünftigere Bahnen zu lenken. Wir sollten die Chance nutzen, die Gelder, die wir auf der einen Seite einsparen, im Interesse der Patienten sinnvoll zu investieren – und zwar für eine Forcierung der medizinischen Forschung, für eine verbesserte Kontrolle der Pharmaunternehmen und Pflegedienste, und vor allem: für eine exzellente Unterstützung schwerstkranker, behinderter und alter Menschen.

Das hier vorgeschlagene Konzept der Letzten Hilfe will Bedingungen herstellen, unter denen sich kein Mensch mehr als «unerwünschter Kostenträger» fühlen muss. Wenn ich daran denke, wie einige meiner schwerstkranken, schwerstbehinderten Patienten bei den Versicherungen um jede noch so kleine Hilfe betteln mussten, befällt mich ein Gefühl von Fassungslosigkeit und Wut, das ich kaum angemessen beschreiben kann. In vielen dieser Fälle habe ich selbst in die Tasche gegriffen, um den Patienten zu helfen. Es ging dabei meist nicht um viel: um eine Einkaufshilfe hier, eine Daunendecke da, mal um die Fahrt zum Geburtstagsfest des Sohnes, mal um die Anschaffung eines Fernsehers, nachdem der alte seinen Dienst aufgegeben hatte.

Ich halte es für pervers, dass Hilfeleistungen für schwerstkranke und pflegebedürftige Menschen in Sekundenschritten getaktet sind und für das Gespräch mit ihnen meist keine Zeit bleibt. Was um alles in der Welt, frage ich Sie, treibt eine so reiche Gesellschaft wie die unsere dazu, sich so unfassbar schäbig gegenüber Menschen zu verhalten, die auf Unterstützung und aufmunternde Worte besonders angewiesen sind? Ich kann mir dies nur mit dem großen Einfluss erklären, den Medizin- und Pharmalobbyisten auf die deutsche Politik ausüben.

Wäre unser Gesundheitssystem im Interesse der Patienten organisiert, wäre niemand gezwungen, in eine Pflegeeinrichtung zu gehen, weil er sich die entsprechenden häuslichen Hilfen nicht leisten kann. Das unwürdige Schachern um Pflegestufen, um Hilfen, die gerade noch bewilligt werden oder das Budget bereits überschreiten, ist Ausdruck eines Systems, in dem diejenigen, um die es eigentlich gehen sollte, die Patienten, regelmäßig den Kürzeren ziehen. Während bei ihnen der Mangel verwaltet wird, werden die Pharmariesen mit Milliardengeschenken überschüttet. Ich kann die Worte des Schriftstellers Wolfgang Schorlau gut nachvollziehen, der im Nachwort seines im Pharmamilieu angesiedelten Kriminalromans «Die letzte Flucht» erklärte: «Ich schrieb diesen Roman, um zu verstehen, wie das Gesundheitswesen funktioniert. Nun weiß ich es. Ich stehe immer noch unter Schock.»[240]

Ein rationales Gesundheitssystem würde es nicht zulassen, dass die Konzerne die Preise eigenmächtig festlegen können und Gewinnquoten erzielen, die jedes vernünftige Maß sprengen.[241] Es würde bei den Pharmaunternehmen Jahr für Jahr Milliardenbeträge einsparen und sie zu einem guten Teil in die Ausbildung und Bezahlung von Pflegekräften investieren. Denn der Lohn, den sie in ihrem verantwortungsvollen Beruf erhalten, ist so skandalös gering, dass man sich nicht darüber wundern muss, warum es in Deutschland zu einem regelrechten «Pflegenotstand» gekommen ist, der nur notdürftig über Hilfskräfte aus Osteuropa aufgefangen werden kann.

Ich halte es für zynisch, wenn gewisse Politiker die Tatsache, dass alten, kranken und behinderten Menschen angemessene Unterstützung oft verwehrt wird, dazu missbrauchen, ihnen auch noch die Sterbehilfe zu verweigern. Eine Politik, die die Menschenwürde achtet, müsste den umgekehrten Weg gehen und alle Hebel in Bewegung setzen, um sowohl die *Hilfen zum Leben* als auch die *Hilfen zum Sterben* zu verbessern.

Welche Reformen hierfür nötig sind, liegt auf der Hand. Doch bislang fehlt der Wille, sie in Angriff zu nehmen. Warum? Weil das *Geschäft der Politik* eben auch von der *Politik der Geschäfte* bestimmt wird,[242] was auf kaum einem Gebiet so offensichtlich ist wie in der Gesundheitspolitik.[243] Die Interessen der Bevölkerungsmehrheit bleiben da oft auf der Strecke. Es ist an der Zeit, dass sich dies ändert.

KAPITEL 9

Das Recht auf Letzte Hilfe: ein Aufruf zum Handeln

«Die Würde des Menschen ist unantastbar. Sie zu achten und zu schützen ist Verpflichtung aller staatlichen Gewalt.» Diese Festlegung des ersten Artikels des Grundgesetzes muss selbstverständlich auch für alle Regelungen gelten, die das Lebensende der Bürgerinnen und Bürger betreffen. Aber was bedeutet es, die Würde des Menschen im Hinblick auf sein Sterben zu beachten?

Es mag seltsam erscheinen, dass der Gesetzgeber die für ihn maßgebliche Norm, die Achtung der Menschenwürde, inhaltlich nicht näher bestimmt hat. Doch diese Unbestimmtheit ist rechtsphilosophisch gut begründet: *Denn es wäre bereits ein Verstoß gegen die Menschenwürde, wenn sie über die Köpfe der betreffenden Personen hinweg definiert würde.* Wie ich schon in der Einleitung dieses Buchs erklärt habe, ist der einzelne Mensch der absolute Souverän seines eigenen Lebens. Nur er kann bestimmen, was für ihn eine würdige Existenz bedeutet und ob sein Leben die Mühen noch wert ist, die mit ihm verbunden sind. Die Achtung der Menschenwürde hängt also entscheidend davon ab, inwieweit der Staat dem Selbstbestimmungsrecht des Individuums Rechnung trägt.[244]

Das von einigen Politikern geplante Gesetz zum Verbot des ärztlich assistierten Suizids wäre daher ein Angriff auf die Menschenwürde.[245] Es kommt nicht von ungefähr, dass Politiker, Kirchenvertreter, Ärztefunktionäre und Pharmalobbyisten gerade in dem Moment über ein Verbot ärztlicher Freitodbegleitungen nachdenken, in dem immer mehr Menschen das

Recht einfordern, selbstbestimmt sterben zu können. Die Verbotsbestrebungen sind in meinen Augen Ausdruck eines illiberalen Denkens, das sich nicht an der Würde, nicht am Selbstbestimmungsrecht des Einzelnen orientiert, sondern an den verdeckten weltanschaulichen und ökonomischen Interessen derer, die vom Status quo profitieren.

Gegenwärtig sind schwerstleidende Menschen dazu verurteilt, im Einklang mit einer antiken christlichen Sittenlehre zu sterben, die selbst von Kirchenmitgliedern nicht mehr geteilt wird (siehe Kapitel 6). Zudem müssen sie oft in einer Weise aus dem Leben scheiden, die Pharmaherstellern, Klinik- oder Pflegeheimbetreibern hohe Umsätze generiert (siehe Kapitel 4). Ginge es den Mitstreitern von Bundesgesundheitsminister Gröhe tatsächlich darum, ein anrüchiges «Geschäft mit dem Tod» zu unterbinden, würden sie kein Verbot der Freitodbegleitungen erwägen, sondern die Weichen dafür stellen, dass sie als ärztliche Aufgabe anerkannt und nach dem Regeltarif vergütet werden. Denn mit dieser Maßnahme wäre die vermeintlich drohende Gefahr eines «Geschäftsmodells Sterbehilfe» mit einem Schlag gebannt. Schließlich würde kein Mensch 7000 Euro für eine Hilfeleistung bezahlen, die er von seinem Hausarzt oder Palliativdienst ohne Zusatzkosten erhält.

Sollte es jedoch zu einem Verbot der ärztlichen Suizidbeihilfe kommen, so müsste man nicht nur mit einem weiteren Anstieg der ohnehin hohen Zahl von Verzweiflungssuizidversuchen rechnen (siehe Kapitel 7 und 8), sondern auch damit, dass sich begüterte Menschen ihren Sterbewunsch verdeckt in Deutschland oder legal in der Schweiz erfüllen. Die aktuellen Verbotsbestrebungen missachten somit nicht nur die Menschenwürde, sondern auch das Prinzip der sozialen Gerechtigkeit. Denn die Höhe des Kontostands sollte auf keinen Fall darüber entscheiden, ob ein Mensch selbstbestimmt sterben kann oder nicht.

Die wesentlichen Argumente, die Ärztefunktionäre gegen den begleiteten Suizid vorgebracht haben, habe ich widerlegt (siehe die Kapitel 4 und 5). Sie sind im Übrigen schon deshalb nicht stichhaltig, weil Suizidbegleitungen in der ärztlichen Praxis längst gang und gäbe sind – auch wenn sie in der Regel nicht als solche ausgewiesen werden. Wie ich dargelegt habe, sind Abbrüche des Behandlungsverfahrens sowie palliativmedizinische Begleitungen beim Sterbefasten *de facto* «Suizidbeihilfen mit anderen Mitteln». Dabei ist die psychische Herausforderung für den Arzt beim Abbruch des Verfahrens, etwa wenn er auf Wunsch des Patienten das Beatmungsgerät abstellt, sehr viel höher, als wenn er dem Patienten bloß Medikamente zur Verfügung stellt, die dieser selbst einnimmt, um sein Leben zu beenden. Das eine zu erlauben, ja: es sogar strafrechtlich einzufordern, das andere aber zu verbieten, ergibt weder menschlich noch juristisch Sinn.

Erfreulicherweise sind Gesetzgebung und Rechtsprechung in Deutschland so liberal, dass wir kein neues Sterbehilfegesetz brauchen. Und wir können auch, eingedenk der deutschen Geschichte, guten Gewissens auf die in den Benelux-Staaten eingeführte «aktive Sterbehilfe» («Tötung auf Verlangen») verzichten. Nahezu alle sterbewilligen Patienten sind in der Lage, entweder die Medikamente oral zu sich zu nehmen oder den Regler bei einer Infusion selbst zu bedienen. In den ganz seltenen Fällen, in denen dies nicht möglich ist, gibt es gute Alternativen zur aktiven «Tötung auf Verlangen».[246]

Wir benötigen also keine neuen Gesetze in Deutschland[247] – *wir brauchen stattdessen eine neue Debatte über die Ausrichtung unseres Gesundheitssystems*: Wollen wir wirklich weiter zulassen, dass die Pharmaunternehmen Jahr für Jahr mit Milliardenbeträgen beschenkt werden, die dann bei den Versorgungsleistungen für alte, kranke, behinderte Menschen wieder eingespart werden müssen? Wollen wir weiter hinnehmen, dass die weltanschauliche Ausrichtung des Betreibers über das Behandlungsangebot eines von der Allgemeinheit finanzierten Krankenhauses entscheidet, sodass Frauen in manchen Regionen viele Kilometer zurücklegen müssen, um einen Schwangerschaftsabbruch vornehmen zu lassen, und sterbenskranke Patienten in die Schweiz reisen müssen, um ihren Frieden zu finden?

Die vielen Defizite in unserem Gesundheitswesen werden sicherlich nicht behoben werden, wenn wir die Lösung der Probleme jenen überlassen, die sie mitverursacht haben: Zum Beispiel Ärztefunktionären wie dem Präsidenten der Bundesärztekammer Frank Ulrich Montgomery, der die Sterbehilfe als unethisch brandmarkte, hingegen korrupte Mediziner verteidigte, die durch Annahme von Pharma-Schmiergeldern eindeutig gegen das Berufsethos (und § 34 der Musterberufsordnung) verstießen.[248] Oder sogenannten «Patientenorganisationen» wie der «Deutschen Stiftung Patientenschutz», die sich wohl auch deshalb so sehr für das Verbot der Suizidbeihilfe einsetzt, weil dies den wirtschaftlichen Interessen ihrer Stiftungsmitglieder entgegenkommt.[249]

Eine Verbesserung der Situation ist sicherlich auch nicht zu erwarten, wenn wir uns auf pharmafreundliche Politiker verlassen wie die ehemalige Staatssekretärin und heutige Berliner Wirtschaftssenatorin Cornelia Yzer, die 15 Jahre die Interessen des Pharmalobby-Verbands *VFA* (Verband Forschender Arzneimittelhersteller) vertrat, oder den ehemaligen CSU-Fraktionssprecher Hermann Hofmann, der vom Bayerischen Landtag zu den Lobbyorganisationen *BPI* (Bundesverband der Pharmazeutischen Industrie) und *Pro Generika* wechselte, bevor er eine leitende Position bei *Sandoz* übernahm.[250]

Es gibt wohl kaum einen anderen Wirtschaftszweig, in dem die Verfilzung von Politik und Interessengruppen so weit gediehen ist wie im Gesundheitssektor. Wenn man sich vor Augen führt, wie stark der Einfluss der ökonomischen und weltanschaulichen Kräfte ist, die die Stärkung des Selbstbestimmungsrechts des Patienten verhindern wollen, könnte man fast verzweifeln. Allerdings: Hin und wieder gibt es auch Lichtblicke. Gerade jetzt, da ich dies schreibe (Ende Juli 2014), gehen zwei Meldungen durch die Medien, die mich hoffnungsfroh stimmen.

Meldung 1: Nach einem Urteil des Verwaltungsgerichts Köln dürfen Schmerzkranke unter bestimmten Bedingungen erstmals in Deutschland Cannabis für den Eigenbedarf anbauen.[251] Wie bekannt wurde, hatte das Bundesinstitut für Arzneimittel und Medizinprodukte (BfArM) bereits 2010 erwogen, dem Ansinnen der Patienten nachzugeben, da Cannabisprodukte nachweislich helfen können, Schmerzen zu lindern, den Appetit anzuregen und Krämpfe zu unterdrücken. Das übergeordnete Bundesgesundheitsministerium hatte dieser patientenfreundlichen Regelung jedoch energisch widersprochen, sodass es zum Rechtsstreit kam.[252] Interessant hierbei ist, dass beim Cannabisverbot ähnliche ökonomische und weltanschauliche Gründe im Spiel sind wie beim geplanten Sterbehilfeverbot: Denn auch hier geht es um Umsatzeinbußen für die Industrie (wo kämen wir hin, wenn Patienten ihre Medikamente selbst anbauen könnten?) sowie um Verstöße gegen die christliche Sittenlehre. Drogenkonsum nämlich gilt als «schwerwiegende sittliche Verfehlung»,[253] weshalb die Kirchen «heidnische Drogen» wie Cannabis seit Jahrhunderten rigoros bekämpfen.[254]

Meldung 2: Nikolaus Schneider, der Ratsvorsitzende der Evangelischen Kirche in Deutschland, erklärt gegenüber der «Zeit», dass er aus Liebe seine krebskranke Frau zum Freitod in die Schweiz begleiten würde.[255] Bemerkenswert daran ist, dass der EKD-Chef sich trotzdem für ein Verbot der Suizidbeihilfe in Deutschland stark macht. Noch wenige Tage vor dem «Zeit»-Interview hatte er auf einer Podiumsdiskussion in Hannover den geplanten Gesetzentwurf von Bundesgesundheitsminister Gröhe unterstützt.[256] Die Frage ist: Kann es in irgendeiner Weise gerechtfertigt sein, Bürgerinnen und Bürgern eben jenes Recht auf selbstbestimmtes Sterben abzusprechen, das man seiner eigenen Frau einräumt?

Der Fall Schneider zeigt, dass es innerhalb der christlichen Theologie längst keine einheitliche Position zum Freitod mehr gibt – auch wenn die Kirchenleitungen diesen Eindruck krampfhaft aufrechterhalten wollen. Während Nikolaus Schneider erklärt, dass wir «den Eintritt ins Leben und auch den Abschied nicht in der Hand haben» und es «Gottes Sache» sei, «wie er es am Ende macht»,[257] hält seine Frau Anne, die ebenfalls ein Theologiestudium absolvierte und viele Jahre als Religionslehrerin arbeitete, «Hilfen zum Sterben» nicht nur ethisch, sondern auch theologisch für legitim: Denn zur «Gottesebenbildlichkeit des Menschen» gehört nach ihrer Auffassung eine «Gestaltungsfreiheit von Anfang bis Ende dazu». Jeder Christ dürfe für sich selbst entscheiden: «Jetzt gebe ich mein von Gott geschenktes Leben dankbar an ihn zurück.»[258]

Wie wir in Kapitel 6 gesehen haben, teilt die überwältigende Mehrheit der Christinnen und Christen in Deutschland die Position von Anne Schneider – und nicht die ihres Mannes. Zu meinem Bedauern aber melden sich nur wenige Kirchenmitglieder so couragiert zu Wort wie die Frau des EKD-Ratspräsidenten. Großes Engagement zeigt auf diesem Gebiet leider nur die Gegenseite, nämlich die Fraktion der «christlichen Lebensschützer», die die Suizidbeihilfe ebenso rigoros bekämpft wie den Schwangerschaftsabbruch.

Wäre ich Mitglied einer Kirche, würde ich es nicht hinnehmen, dass eine verschwindend kleine Minderheit über die

Interessen der Mehrheit bestimmt. Daher mein Appell an alle Christinnen und Christen, die für das Recht auf Letzte Hilfe eintreten: Sprechen Sie Ihre Kirchenvertreter auf das Thema an! Erklären Sie ihnen, dass der Freitod nicht im Widerspruch zum christlichen Bekenntnis stehen muss, dass es aber sehr wohl gegen die Menschenwürde verstoßen würde, wenn die Kirche mit politischer Hilfe Menschen zu Handlungen zwänge, die ihren eigenen Überzeugungen zuwiderlaufen.

Der Appell, sich in die Sterbehilfedebatte einzumischen, richtet sich selbstverständlich nicht nur an Christinnen und Christen: Jeder Einzelne von uns ist ja nicht nur der absolute Souverän seines eigenen Lebens, in der Gesamtheit sind wir der Souverän dieses Staates. Die Politik hat sich daher nach dem Willen der Bevölkerung zu richten – nicht umgekehrt! Fragen Sie den Bundestagsabgeordneten Ihres Wahlkreises nach seiner Haltung zur Sterbehilfe, konfrontieren Sie ihn mit den Argumenten, die in diesem Buch dargelegt wurden, und machen Sie ihm deutlich, dass er in seiner Entscheidung nicht den weltanschaulichen und ökonomischen Interessen einer Minderheit, sondern dem Willen der Mehrheit folgen muss!

Sofern Sie selbst schwer erkrankt sein sollten, fordern Sie ihren Arzt dazu auf, alle Möglichkeiten darzulegen, die Ihnen in Ihrer Situation offenstehen! Sofern Sie eine infauste Diagnose erhalten haben, also wissen, dass Sie an einer unheilbaren Krankheit leiden, die zum Tode führt, fragen Sie nach, mit welchen Begleiterscheinungen das natürliche Sterben in Ihrem Fall verbunden ist, wie diese gemildert werden können und ob der Freitod für Sie die bessere Option wäre. Reagiert der Arzt darauf ungehalten oder ausweichend, sollten Sie ihn besser wechseln.

Versuchen Sie nicht, *Patient* im eigentlichen Sinne des Wortes zu sein, also «geduldig, aushaltend, ertragend» (lateinisch «patiens»). Sie müssen weder Schmerzen ertragen noch alles aushalten, was der Arzt Ihnen abverlangt. Sprechen Sie offen mit ihm darüber, was Sie bedrückt! Damit helfen Sie nicht nur sich selbst, sondern auch den Patienten, die nach Ihnen kommen werden. Vergessen Sie nicht: Ärzte, die keine klaren Rückmeldungen von ihren Patienten erhalten, weil diese meinen, alles ertragen zu müssen, haben nicht die Möglichkeit, sich in ihrer Heilkunst weiterzuentwickeln.

Wenn Sie als Verwandter oder Bekannter einen altersmüden, schwerstkranken oder schwerstbehinderten Menschen begleiten sollten, sprechen Sie mit ihm bitte offen über seine Situation! Machen Sie sich dabei klar, dass nicht Sie zu entscheiden haben, sondern dass allein der betreffende Mensch darüber urteilen kann, ob er sein Leben unter den gegebenen Umständen weiterführen möchte oder nicht. Wie auch immer er sich entscheiden mag, begegnen Sie ihm mit Verständnis und lassen Sie ihn in seiner Not nicht allein! Unterstützen Sie ihn gegenüber Ärzten, Pflegeheimleitungen, Krankenkassen, Hospiz- oder Palliativdiensten! Überzeugen Sie die Profis davon, dass es sich ebenso um eine «unterlassene Hilfeleistung» handelt, wenn der Sterbewunsch eines Patienten ignoriert wird, wie im umgekehrten Fall, wenn ihm lebensverlängernde Maßnahmen verwehrt werden, die er sich wünscht.

Sollten Sie bei den Ärzten und Pflegekräften nicht durchdringen, was leider häufig geschieht, wenden Sie sich bitte an erfahrene Medizinanwälte. Scheuen Sie sich nicht davor, Ihre Interessen oder die Interessen des Ihnen anvertrauten Patienten auf juristischem Wege einzuklagen. Wie ich in den vorangegangenen Kapiteln dargelegt habe, sind die Fortschritte im Bereich des Patientenrechts nicht zuletzt durch entsprechende Gerichtsverfahren erkämpft worden.

Von Journalisten, die über die Sterbehilfedebatte berichten, erhoffe ich mir, dass sie die Argumente der Sterbehilfegegner nicht unkritisch übernehmen, sondern nach den weltanschaulichen und ökonomischen Interessen forschen, die sich hinter den Verbotsbestrebungen oft verbergen. Haken Sie nach, wenn Politiker die Entscheidung für oder gegen Suizidbeihilfe als persönliche Gewissensentscheidung ausweisen! Konfrontieren Sie sie mit der Frage, ob ein demokratisch gewählter Politiker seine religiösen Privatüberzeugungen über die Interessen der Bevölkerung stellen darf! Berücksichtigen Sie auch die Gründe dafür, warum Medikamente in Deutschland derart überteuert sind, warum die Herstellungskosten für ein Medikament oftmals weniger als ein Prozent des Verkaufspreises ausmachen, warum sich Pharmahersteller und Klinikeigner so sehr für ein Verbot der Sterbehilfe einsetzen und warum in einem so reichen Land wie Deutschland am Ende nicht mehr genug Geld übrig bleibt, um alten, kranken, schwerstbehinderten Menschen die Hilfen zu finanzieren, die sie benötigen.

Von meinen Kollegen in der Ärzteschaft erwarte ich, dass sie sich in der Sterbehilfedebatte auf ihr Berufsethos besinnen und sich bewusst machen, dass in der Medizin das Wohl des Patienten im Zentrum stehen muss – nicht etwa die ökonomischen oder weltanschaulichen Interessen des Arztes. Ich wünsche mir, dass die liberalen, am Wohl des Patienten orientierten Ärzte, die bislang mehrheitlich geschwiegen haben, sich mit Nachdruck dafür einsetzen, das Verbot der Freitodbegleitung aus den Berufsordnungen zu entfernen und das Selbstbestimmungsrecht des Patienten am Lebensende zu respektieren – so, wie es Dieter Birnbacher, der Vorsitzende der Zentralen Ethikkommission bei der Bundesärztekammer, im deutlichen Kontrast zum amtierenden Ärztepräsidenten schon seit Jahren fordert.[259]

Woody Allen schrieb einmal: «Ich habe keine Angst zu sterben, ich möchte nur nicht dabei sein, wenn's passiert.»[260] Ich musste lachen, als ich diesen Satz las. Leider können wir es uns so leicht nicht machen. Denn ob wir es wollen oder nicht: Wir alle werden dabei sein, wenn's passiert.

Wir sollten also hinreichend motiviert sein, die Weichen dafür zu stellen, irgendwann in Würde sterben zu können. Von selbst wird es sicher nicht dazu kommen. Nur wenn viele gesellschaftliche Kräfte zusammenwirken, werden wir dem Idealbild einer freien Gesellschaft näher rücken, in der die Menschen nicht nur selbstbestimmt leben, sondern auch selbstbestimmt sterben können, in der die «Wahrung der Menschenwürde» nicht nur eine schöne Formel für Sonntagsreden ist, sondern ein fester Bestandteil der gesellschaftlichen Praxis.

Ich meine, wir sollten dem Ratschlag folgen, den Epikur seinen Schülern schon vor 2300 Jahren mit auf den Weg gab: *Carpe diem!* Nutzen wir den Tag, bevor die Nacht über uns hereinbricht.

DANK

Dieses Buch wäre ohne meine Patienten nicht zustande gekommen. Von ihnen habe ich tiefere Lektionen über Leben und Tod erhalten als in meiner Ausbildung zum Arzt. Es war mir eine Ehre, einige von ihnen in ihren letzten Stunden und Minuten begleiten zu dürfen.

Mein Dank gilt allen Freunden und den Menschen, die mich in den vergangenen Jahrzehnten mit Rat und Tat unterstützt haben. Sie alle entsprechend zu würdigen, ist leider unmöglich. Einige möchte ich dennoch nennen (die Ungenannten mögen es mir nachsehen): Viel zu verdanken habe ich den Sterbehelfern Dr. Pieter Admiraal (Niederlande) und Dr. Peter Baumann (Schweiz), der Medizinethikerin Prof. Dr. Bettina Schöne-Seiffert und ihren Kollegen Dr. Christian Walther und Dr. Boudewijn Chabot, den Philosophen Prof. Dr. Dieter Birnbacher und Dr. Edgar Dahl, den Rechtsanwälten Dieter Graefe und Wolfgang Putz, dem Strafrechtler und Rechtsphilosophen Prof. Dr. Dr. Eric Hilgendorf, sowie Gita Neumann und Helmut Fink vom *Humanistischen Verband Deutschlands* (HVD), Elke Baezner von der *Deutschen Gesellschaft für Humanes Sterben* (DGHS), Ludwig A. Minelli von *Dignitas* sowie Elke Held, Dr. Fiona Lorenz, Ingrid Matthäus-Maier, Gerhard Rampp und Herbert Steffen von der *Giordano-Bruno-Stiftung* (GBS).

Zu bedanken habe ich mich auch bei der Literaturagentin Barbara Wenner, die das vorliegende Buchprojekt sehr kompetent betreut hat, sowie bei den Mitarbeitern des Rowohlt Verlags, vor allem bei Frank Strickstrock, der dem vorliegenden Text als Lektor den letzten Schliff gegeben hat.

Mein besonderer Dank gilt meinem Co-Autor Dr. Michael Schmidt-Salomon, der mit seinen schriftstellerischen Fähigkeiten und seinen profunden Kenntnissen in den Geistes-, Sozial- und Naturwissenschaften meine Erfahrungen und Erlebnisse zu Papier gebracht hat. Es ist ebenso sein Buch wie meines.

Last but not least geht mein Dank an meine Frau Helga, der ich dieses Buch widme. Ohne sie hätte ich die Belastungen der letzten Jahre kaum überstanden. Die ständige Auseinandersetzung mit den Schicksalen der Patienten stellte auch für sie eine erhebliche Belastung dar, der sie mit Engelsgeduld, viel Empathie und Klugheit begegnet ist. Liebe Helga, ich habe es dir vielleicht nicht oft genug gesagt, aber es war und ist ein wunderbares Privileg, dich an meiner Seite zu wissen.

Uwe-Christian Arnold
Berlin 2014

ANMERKUNGEN

1 Verglichen mit anderen europäischen Ländern ist der Bevölkerungsanteil der Sterbehilfe-Befürworter in Deutschland besonders hoch. Hier die Rangfolge der Nationen im Hinblick auf die Zustimmung zum selbstbestimmten Sterben: 1. Deutschland (87 Prozent), 2. Spanien (85 Prozent), 3. Österreich (83 Prozent), 4. Großbritannien (82 Prozent), 5. Frankreich (80 Prozent), das Schlusslicht bildet Griechenland mit 52 Prozent. In keinem europäischen Land bilden die Gegner der Sterbehilfe die Mehrheit in der Bevölkerung. Vgl. Gallup International/Isopublic: *Sterbehilfe in den Augen der Europäer. Studie im Auftrag der Vereinigung der Schweizer Medizinalrechtsanwälte*. Zürich 2012, Seite 6 ff.

2 Bundesärztekammer: *Grundsätze der Bundesärztekammer zur ärztlichen Sterbebegleitung vom 21.1.2011*. In: Deutsches Ärzteblatt vom 18.2.2011, S. A346

3 siehe hierzu Kapitel 3

4 Um die Persönlichkeitsrechte der Patienten zu wahren, wurden ihre Namen in den Fallbeispielen verändert. (Ausnahmen sind jene Patienten, die sich in den Medien öffentlich zu ihren Suizidabsichten geäußert haben. Ihre Namen gebe ich vollständig und korrekt an.) Zudem habe ich in den anonymen Fällen oft auch weitere Eigenschaften wie den Beruf, den Ort oder den Zeitpunkt des Suizids modifiziert, damit nicht doch noch Rückschlüsse auf die jeweiligen Personen erfolgen können. Sollten Angehörige meinen, einen bestimmten Menschen identifizieren zu können, gebe ich zu bedenken, dass es in den letzten 20 Jahren bei den mehreren hundert Patienten, die ich betreut habe, viele Fälle mit nahezu identischen Rahmenbedingungen gegeben hat. Eine gewisse Ähnlichkeit mit verstorbenen Personen muss also nicht zwangsläufig bedeuten, dass dieser spezielle Fall in diesem Buch behandelt wurde.

5 Vgl. hierzu u. a. Hartmut Klähn: *Der freiwillige Verzicht auf Nahrung und Flüssigkeit*. In: Gita Neumann (Hg.): *Suizidhilfe als Herausforderung. Arztethos und Strafbarkeitsmythos*. Aschaffenburg 2012, S. 163 ff.

6 Originalzitat Hoppe auf einer Veranstaltung der CDU in der Reihe «Berliner Gespräche» mit dem Titel «Tabuthema Tod – Sterben in der Hochglanzgesellschaft» am 26. April 2004 im Konrad-Adenauer-Haus in Berlin.

7 Budgetierung bedeutet, dass Ärzte durchschnittlich für jeden Patienten eine begrenzte Summe für Medikamente zur Verfügung haben. Ein Patient, der wenig oder keine Medikamente benötigt, ist günstig, ein teurer Patient eher ungünstig für das Budget. Die verschiedenen Fachgruppen haben unterschiedliche Budgets, beim Frauenarzt etwa ist es kleiner als beim Psychiater, da die Medikamente unterschiedlich teuer sind. Überschritt ein Arzt sein Budget, wurde ihm meist erst nach vielen Monaten von der Kassenärztlichen Vereinigung die Überschreitung vorgeworfen; er kam in den Regress. Wenn er keine besonderen erschwerenden Gründe vorweisen konnte, zum Beispiel viele «teure» Tumorpatienten, durfte er die Überschreitung aus eigener Tasche bezahlen.

8 Wir werden das Thema in Kapitel 4 aber zumindest streifen.

9 Vgl. hierzu auch die sehr lesenswerten Darstellungen von Gian Domenico Borasio: *Über das Sterben. Was wir wissen. Was wir tun können. Wie wir uns darauf einstellen.* München 2013; sowie Michael de Ridder: *Wie wollen wir sterben? Ein ärztliches Plädoyer für eine neue Sterbekultur in Zeiten der Hochleistungsmedizin.* München 2010.

10 Vgl. Pieter Admiraal: *Verantwoorde euthanasie. Een handleiding voor artsen.* (zu deutsch: Verantwortliche Euthanasie. Eine Anleitung für Ärzte). Amsterdam 1980. 2003 zählte Admiraal, der auch Mitglied im «Komitee für Ärztliche Tötung auf Verlangen der Königlich Niederländischen Gesellschaft für Pharmazie» und Vorsitzender der Stiftung WOZZ (Stiftung zur Erforschung eines humanen, selbstbestimmten Sterbens) war, zu den Herausgebern und Mitautoren einer besonders detailreichen medizinischen Studie zum Thema, die 2008 mit Unterstützung der DGHS auch in deutscher Sprache erschien: Pieter Admiraal et al.: *Wege zu einem humanen, selbstbestimmten Sterben.* Amsterdam 2008.

11 Als maßgebliche Expertin des *Humanistischen Verbands Deutschland* (HVD) hat Gita Neumann auch an den Beratungen zu dem für die Selbstbestimmungsrechte so wichtigen «Patientenverfügungsgesetz» mitgewirkt, das 2009 vom deutschen Parlament beschlossen wurde. Einblicke in ihre Arbeit als Sterbehelferin gibt Gita Neumann u. a. in dem von ihr herausgegebenen, weiter oben bereits zitierten Sammelband *Suizidhilfe als Herausforderung* (Aschaffenburg 2012).

12 Jan Dirk Herbermann: *Aufrecht sterben.* In: Der Spiegel 50/2000

13 Vgl. Dignitas: Freitodbegleitungen nach Jahr und Wohnsitz

1998–2013. Zürich 2014. (Das Dokument wird auf www.dignitas.ch zur Verfügung gestellt)

14 So Minelli bei einem Vortrag am 11. März 2005 bei der «Thuner Alterstagung», siehe Ludwig A. Minelli: *Was läuft weltweit schief? Obwohl in allen Ländern Mehrheiten Sterbehilfe wünschen, geht es kaum vorwärts*. Referat auf der «Thuner Alterstagung» 2005, S. 7 (das entsprechende PDF-Dokument kann von der Dignitas-Website *www.dignitas.ch* heruntergeladen werden).

15 Ludwig A. Minelli, zitiert nach Dorothee Vögeli: *Absage an die Moralisten*. Neue Zürcher Zeitung (NZZ online) vom 16. 5. 2011.

16 Die entsprechenden Entscheidungen des Schweizerischen Bundesgerichtes tragen nicht ohne Grund seinen Namen: «Minelli I» (BGE 99 Ia 262), «Minelli II» (BGE 102 Ia 279) und «Minelli III» (BGE 118 Ia 64).

17 *Kein Verbot von Sterbehilfe und Sterbetourismus – Zürcher Stimmberechtigte lehnen EDU-Volksinitiativen mit großer Mehrheit ab*. Neue Zürcher Zeitung (NZZ online) vom 15. 5. 2011

18 Ludwig A. Minelli/Uwe-Christian Arnold (Dignitas/Dignitate Deutschland): *Kommentar zum Gesetzesantrag der Länder Saarland, Thüringen, Hessen*. 25. April 2006 (das PDF-Dokument kann von der Dignitas-Website *www.dignitas.ch* heruntergeladen werden).

19 Spittlers Darlegungen zum Thema sind sehr interessant, siehe u. a. Johann F. Spittler: *Organisierte Suizid-Beihilfe in Deutschland. Die ärztlich-psychiatrische Sicht*. In: Gita Neumann, *Suizidhilfe als Herausforderung*, S. 139 ff.

20 *Dignitas-Vize Arnold: «Es sollte Sterbehelfer geben»*. In: taz vom 17. 6. 2007 (das Interview ist unter *http://www.taz.de/!830/* noch immer online verfügbar, zuletzt aufgerufen am 17. 6. 2014).

21 Wortlaut des Schreibens der Staatsanwaltschaft Berlin vom 13. Juli 2007

22 Aus der Unterlassungsverfügung der Berliner Ärztekammer, zitiert u. a. im öffentlich zugänglichen Urteil des Verwaltungsgerichts Berlin vom 30. März 2012 (Az. 9 K 63.09), S. 1.

23 Tatsächlich wurden mir in München aufgrund meiner Doppelmitgliedschaft in den Ärztekammern Berlin und Thüringen sogar zwei Unterlassungsverfügungen übergeben. Da sich die Unterlassungsverfügung der Ärztekammer Thüringen von der der Ärztekammer Berlin nicht grundlegend unterschied und das Verfahren letztlich auch einen ähnlichen Ausgang nahm, konzentriere ich mich in der nachfolgenden Darstellung auf den Rechtsstreit mit der Ärztekammer Berlin.

24 In den Beschlüssen des 66. Deutschen Juristentags, der vom 19. bis 22. September 2006 in Stuttgart tagte, heißt es zu der von der Bundesärztekammer 2004 beschlossenen standesrechtlichen Missbilligung des ärztlich assistierten Suizids: «Die ausnahmslose standesrechtliche Missbilligung des ärztlich assistierten Suizids sollte einer differenzierten Beurteilung weichen, welche die Mitwirkung des Arztes an dem Suizid eines Patienten mit unerträglichem, unheilbarem und mit palliativmedizinischen Mitteln nicht ausreichend zu linderndem Leiden als eine nicht nur strafrechtlich zulässige, sondern auch ethisch vertretbare Form der Sterbebegleitung toleriert.» (66. Deutscher Juristentag: Beschlüsse. S. 12 – das Dokument ist auf der Website des Deutschen Juristentags *www.djt.de* online verfügbar.) Frank Ulrich Montgomery sagte auf einer Tagung der Katholischen Akademie Hamburg im April 2007: «Ist es nicht mal wieder Geschwätz von Juristen ohne jegliches Wissen um die Umsetzung? Wenn ich als Arzt den Becher reichen soll, warum dann nicht auch gleich zur Spritze greifen? Wo ist der Unterschied zwischen aktiver und passiver Sterbehilfe? (...) Auch Juristen sollten nur von dem sprechen, wovon sie etwas verstehen!» (Zitiert nach Werner Loosen: «Das ist uns Ärzten verboten und sollte nicht verändert werden!», in: Hamburgisches Ärzteblatt 05/2007, S. 251.)

25 Der Nationale Ethikrat wurde 2001 durch Beschluss der damaligen rot-grünen Bundesregierung unter Gerhard Schröder eingesetzt. 2008 ging der «Nationale Ethikrat» in den «Deutschen Ethikrat» über. Er besteht aus 26 Mitgliedern, die naturwissenschaftliche, medizinische, theologische, philosophische, ethische, soziale, ökonomische und rechtliche Belange in besonderer Weise repräsentieren. Weitere Informationen zum Ethikrat gibt es auf der Website www.ethikrat.org.

26 Nationaler Ethikrat (Hg.): *Selbstbestimmung und Fürsorge am Lebensende. Stellungnahme*. Berlin 2006, S. 53

27 Ebenda, S. 50

28 Ebenda

29 Ebenda, S. 51

30 Bundesgerichtshof (BGH): *Urteil vom 25. Juni 2010* (2 StR 454/09), S. 17 f.

31 Wolfgang Putz/Beate Steldinger: *Patientenrechte am Ende des Lebens*. München 2014. (Die erste Auflage des Buchs erschien bereits 2004.) In dem Buch wird auch der Fall von Frau K. ausführlich dargestellt, siehe S. 65 ff. Weitere Informationen zu den

Vorgängen finden sich auch in dem oben zitierten BGH-Urteil vom 25. Juni 2010.

32 Dass es sich hierbei wahrscheinlich nicht nur um «moralische Gründe» handelte, werden wir in Kapitel 4 sehen.

33 BGH-Urteil vom 8. 6. 2005 (XII ZR 177/03), vgl. hierzu auch Putz/Steldinger, *Patientenrechte am Ende des Lebens*, S. 61 ff.

34 Bundesgerichtshof, *Urteil vom 25. Juni 2010*, S. 17

35 Borasio, *Über das Sterben*, S. 165 ff.

36 Sollten palliativmedizinische Maßnahmen tatsächlich lebensverkürzend wirken, sollte man nicht verhüllend von «Therapien am Lebensende» sprechen, sondern von «Suizidbeihilfe», womöglich sogar von aktiver «Tötung auf Verlangen». Die Grenzen zwischen Palliativmedizin und Suizidbeihilfe sind fließend, worauf u. a. der Würzburger Jurist und Rechtsphilosoph Eric Hilgendorf hingewiesen hat, vgl. Eric Hilgendorf: *Zur Strafwürdigkeit organisierter Sterbehilfe*. In: Juristenzeitung (JZ) 2014, S. 545 ff.

37 *«Der Hippokratische Eid ist überholt» – Interview mit dem Rechtsanwalt Dieter Graefe*, telepolis 17. 10. 2005

38 Aus der Präambel der aktuell geltenden «(Muster-)Berufsordnung für die in Deutschland tätigen Ärztinnen und Ärzte» (MBO-Ä 1997 – in der Fassung der Beschlüsse des 114. Deutschen Ärztetages 2011 in Kiel)

39 *Grundsätze der Bundesärztekammer zur ärztlichen Sterbebegleitung (2004)*. In: Deutsches Ärzteblatt 19/2004, S. A1298

40 Grundsätze der Bundesärztekammer zur ärztlichen Sterbebegleitung (2011). In: Deutsches Ärzteblatt 7/2011, S. A346

41 Jörg-Dietrich Hoppe: Vorwort. In: Deutsches Ärzteblatt 7/2011, S. A346

42 Vgl. Institut für Demoskopie Allensbach: Ärztlich begleiteter Suizid und aktive Sterbehilfe aus Sicht der deutschen Ärzteschaft. Ergebnisse einer Repräsentativbefragung von Krankenhaus- und niedergelassenen Ärzten. Juli 2010 (Die Studie kann über die Website der Bundesärztekammer *www.bundesaerztekammer.de* heruntergeladen werden)

43 Michael Neubauer: *Frank Ulrich Montgomery – Der Robin Hood der Mediziner*. In: Badische Zeitung vom 3. Juni 2011

44 (Muster-)Berufsordnung für die in Deutschland tätigen Ärztinnen und Ärzte, § 16

45 Zu diesen sieben Ärztekammern zählen Baden-Württemberg, Bayern, Berlin, Rheinland-Pfalz, Sachsen-Anhalt, Schleswig-Holstein und Westfalen-Lippe.

46 Verwaltungsgericht Berlin, *Urteil vom 30. März 2012*, S. 1

47 83 Prozent der Mediziner, die die Suizidbegleitung ablehnen, meinen, es verstoße gegen den hippokratischen Eid, wenn Ärzte ihre Patienten beim Suizid unterstützten. Bei den Befürwortern der Suizidassistenz sind nur 30 Prozent dieser Meinung, vgl. Institut für Demoskopie Allensbach, Ärztlich begleiteter Suizid und aktive Sterbehilfe, S. 15

48 Eine komprimierte Zusammenfassung der schrecklichen Irrtümer, aber auch der großen Fortschritte in der Medizingeschichte findet man in: Michael Schmidt-Salomon: *Hoffnung Mensch. Eine bessere Welt ist möglich.* München 2014, S. 173 ff.

49 «Hippokrates, der Begründer unseres Berufsstandes, hat die wissenschaftliche Unterweisung mit einem Eide begonnen, in dem bei Strafe verboten wurde, dass nicht einmal einer Schwangeren ein Mittel zur Abtreibung der Leibesfrucht von einem Arzte gegeben oder demonstriert werden dürfe, wodurch er das Gemüt der Lernenden von Anfang an zur Menschenliebe erzog.» (Scribonius Largus: Die Rezepte des Scribonius Largus. Jena 1913, S. 5)

50 Der Text des hippokratischen Eides liegt in unterschiedlichen deutschen Übersetzungen vor, die sich formal leicht unterscheiden. Die hier wiedergegebene Version folgt dem Dokument auf der Website der Landesärztekammer Baden-Württemberg *www.aerztekammer-bw.de*

51 Weltärztebund: *Deklaration von Genf. Offizielle deutsche Übersetzung* (zu finden auf der Website der Bundesärztekammer *www.bundesaerztekammer.de*)

52 Vergessen wir in diesem Zusammenhang nicht, dass in der Bundesrepublik Deutschland rund 50 000 Männer auf der Basis des sogenannten «Schwulenparagraphen» 175 StGB verurteilt wurden. Ärzte haben in diesen Verfahren (ähnlich wie in der Nazizeit bei der Abschiebung und Vernichtung von Schwulen in Konzentrationslagern) eine beachtliche Rolle gespielt.

53 Institut für Demoskopie Allensbach, *Ärztlich begleiteter Suizid und aktive Sterbehilfe*, S. 19

54 Ebenda, S. 16

55 Ebenda

56 Ebenda, S. 17 f.

57 Gian Domenico Borasio: *Referat beim 66. Deutschen Juristentag.* Stuttgart 2006, S. 2 u. 6. (Das pdf-Dokument des Vortrags kann von der Website der Heinrich-Böll-Stiftung www.boell.de heruntergeladen werden.)

58 Institut für Demoskopie Allensbach, *Ärztlich begleiteter Suizid und aktive Sterbehilfe*, S. 9

59 Ebenda, S. 3

60 forsa-Institut: *Sterbehilfe und das Vertrauen zum Hausarzt. Repräsentative Umfrage im Auftrag der Deutschen Gesellschaft für humanes Sterben*. November 2003 (Die Studie kann von der Website der DGHS www.dghs.de heruntergeladen werden)

61 Linda Ganzini et al.: *Oregon Physician Attitudes' About and Experiences with End-of-Life Care Since the Passage of the Death With Dignity Act*. In: Journal of the American Medical Association 18/2001, S. 2363–2369.

62 Vgl. Dignitas: *Informationsbroschüre*, S. 14 (Download über *www.dignitas.ch*)

63 Sterbehilfe Deutschland: *Häufige Fragen: Geld und Zeit* (Download über *www.sterbehilfedeutschland.de*)

64 Dignitas, *Informationsbroschüre*, S. 14

65 Vgl. u. a. Marca Angell: *Der Pharma-Bluff. Wie innovativ die Pillenindustrie wirklich ist*. Bonn 2005; Markus Grill: *Kranke Geschäfte. Wie die Pharmaindustrie uns manipuliert*. Reinbek 2007; sowie Ben Goldacre: *Die Pharma-Lüge. Wie Arzneimittelkonzerne Ärzte irreführen und Patienten schädigen*. Köln 2013

66 Vgl. u. a. Jörg Blech: Heillose Medizin. *Fragwürdige Therapien und wie Sie sich davor schützen können*. Frankfurt am Main 2007; Hans Weiss: *Korrupte Medizin. Ärzte als Komplizen der Konzerne*. Köln 2008; sowie Bernd Neumann: *Ärzte gefährden Ihre Gesundheit*. Rottenburg 2013

67 Vgl. hierzu und zum Folgenden die Darstellung in Putz/Steldinger, *Patientenrechte am Ende des Lebens*, S. 9 ff.

68 Vgl. hierzu u. a. Claus Fussek/Gottlob Schober: *Im Netz der Pflegemafia. Wie mit menschenunwürdiger Pflege Geschäfte gemacht werden*. München 2009, S. 71 f.

69 Diese Praxis wird von Experten schon seit geraumer Zeit stark kritisiert, vgl. hierzu u. a. Borasio, *Über das Sterben*, S. 115 f.

70 Bernd Sittig kam 2009 bei seiner detaillierten Darstellung der betriebswirtschaftlichen Kosten eines SAPV-Teams auf einen Mindesttagessatz von 279 Euro pro Patient, dieser wurde hier aufgerundet, vgl. Bernd Sittig: *Was SAPV wirklich kostet. Eine Berechnung auf betriebswirtschaftlicher Grundlage*. In: *Angewandte Schmerztherapie und Palliativmedizin*, Sonderheft 1/09.

71 Eigene Schätzung, da hierzu keine genauen Zahlen vorliegen. Bekannt ist jedoch, dass die Gesamtausgaben der gesetzlichen Krankenkassen für Arzneimittel im Jahr 2012 bei 29,4 Milliarden

Euro lagen, vgl. Bertram Häussler et al. (Hg.): *Arzneimittel-Atlas 2014. Der Arzneimittelverbrauch in der GKV.* Heidelberg 2013

72 Vgl. Programmheft des *Deutschen Schmerz- und Palliativtag 2014*, S. 75 (Download über www.schmerz-und-palliativtag.de)

73 Grünenthal GmbH: *Ausschreibung des «Anerkennungs- und Förderpreises für Ambulante Palliativversorgung» durch die DGP und Grünenthal. Pressemitteilung vom 3. Februar 2014* (Download über *www.grunenthal.de*)

74 Deutsche Gesellschaft für Palliativmedizin (DGP): *Förderpreis für Palliativmedizin an zwei wissenschaftliche Arbeitsgruppen. Pressemitteilung vom 21. September 2013* (abrufbar über www.dgpalliativmedizin.de)

75 Friedemann Nauck, Christoph Ostgathe, Lukas Radbruch (DGP): *Ärztlich assistierter Suizid: Hilfe beim Sterben – keine Hilfe zum Sterben.* In: Deutsches Ärzteblatt 3/2014, S. A67 ff.

76 Eine neue, sehr wirksame Strategie der Pharmaunternehmen besteht darin, Patientenorganisationen zu sponsern oder aus eigenen Reihen selbst zu gründen, vgl. hierzu insbesondere: Caroline Walter/Alexander Kobynlinski: *Patient im Visier. Die neue Strategie der Pharmakonzerne.* Hamburg 2010. Es spricht einiges dafür, dass die *Deutsche Stiftung Patientenschutz,* die sich in besonderer Weise für das Verbot der Suizidbeihilfe stark macht, eine solche Tarnorganisation sein könnte, siehe hierzu die Anmerkungen in Kapitel 9.

77 Vgl. u. a. Robert Spaemann: *Töten oder sterbenlassen?* In: Aufklärung und Kritik, Sonderheft 11/2006; fast wortgleich sind die Äußerungen Spaemanns in dem vielbeachteten Artikel «Wider die Totmacher» der Zeitschrift Cicero (Juli 2006) sowie die Darlegungen in Robert Spaemann: *Die Vernünftigkeit eines Tabus.* In: Robert Spaemann/Bernd Wannenwetsch: *Guter schneller Tod? Von der Kunst, menschenwürdig zu sterben.* Gießen 2013.

78 Vgl. hierzu u. a. Spaemann, *Die Vernünftigkeit eines Tabus,* S. 33 ff. Der Begriff «sozialverträgliches Frühableben» übrigens war das «Unwort des Jahres» 1998. Bekannt wurde er, weil ihn der ehemalige Ärztekammerpräsident Karsten Vilmar in einem Interview verwendet hatte.

79 Institut für Demoskopie Allensbach, *Ärztlich begleiteter Suizid und aktive Sterbehilfe,* S. 10 und 15

80 vgl. Oregon Public Health Division: *Death with Dignity Act Report 2013,* S. 5 ff.

81 So Edgar Dahl und Neil Levy 2004 in ihrer prägnanten Gegen-

überstellung der Erwartungen und Realitäten in Oregon, vgl. Edgar Dahl/Neil Levy: *Der ärztlich-assistierte Suizid in Oregon: Wiegen die Kosten den Nutzen auf?* In: Aufklärung und Kritik, Sonderheft 11/2006, S. 55.

82 Oregon Public Health Division, *Death with Dignity Act Report 2013*, S. 5

83 Ebenda

84 Ebenda

85 Die größten Zuwächse seit dem 10. Jahresbericht des Death With Dignity Act (2007) lagen bei der Suizidbegründung «Verlust der Selbständigkeit» (ein Anstieg von 89,0 Prozent auf 91,4 Prozent im Jahr 2013) – nicht bei der Furcht, eine Last für andere zu sein (hier gab es nur eine leichte Veränderung von 39,2 Prozent auf 40,0 Prozent).

86 Vgl. Linda Ganzini: *Oregon Hospice Chaplain's Experiences With Patients Requesting Physician-Assisted Suicide.* In: Journal of Palliative Medicine 8/2005, S. 1160–1166

87 Vgl. Tony Delamothe et al.: *Why the Assisted Dying Bill should become law in England and Wales. It's the right thing to do, and most people want it.* In: British Medical Journal (BMJ) 349/2014, Editorial S. 1

88 Oregon Public Health Division, *Death with Dignity Act Report 2013*, S. 5

89 Ebenda, S. 6

90 Vgl. Robert Spaemann, *Die Vernünftigkeit eines Tabus*, S. 40. Der Begriff «Zivilisation des Todes» bzw. «Kultur des Todes» wurde 1995 durch die Enzyklika «Evangelium vitae» von Papst Johannes Paul II. zu einem bekannten Schlagwort, das auch in den Äußerungen seiner Nachfolger Benedikt XVI. und Franziskus I. häufig aufgegriffen wurde. Wir werden uns mit dem für die Sterbehilfedebatte wichtigen Schreiben «Evangelium vitae» in Kapitel 6 ausführlicher auseinandersetzen.

91 Vgl. hierzu auch die Ergebnisse der Studie der *European Association for Palliative Care (EAPC): Palliative Care Development in Countries with Euthanasia Law. Report for the Commission on Assisted Dying*, London 2011, S. 19. (Das pdf-Dokument der Studie ist über die Website der Commission on Assisted Dying *www.commissiononassisteddying.co.uk* online verfügbar.)

92 Vgl. Spaemann, *Die Vernünftigkeit eines Tabus*, S. 24 ff.

93 In «Die Vernünftigkeit eines Tabus» gelingt es Spaemann, schon im dritten Satz von der aktuellen Sterbehilfedebatte auf «Hitlers Euthanasieprogramm» zu kommen, vgl. ebenda, S. 11.

94 Spaemann unterstützte u. a. die rechtsgerichtete Zeitschrift «Die junge Freiheit» sowie mehrere Kampagnen und Veranstaltungen aus dem Opus-Dei-Spektrum. Unter anderem nahm er die Ehrendoktorwürde der Opus-Dei-Universität Navarra in Pamplona an, die 1960 mit Unterstützung des spanischen Diktators Franco gegründet wurde und bis heute von den Grundideen des spanischen Kleriko-Faschismus geprägt ist, vgl. dazu auch die Ausführungen in Kapitel 6.

95 Vgl. Michael Schmidt-Salomon/Lea Salomon: *Leibniz war kein Butterkeks. Den großen und kleinen Fragen der Philosophie auf der Spur.* München 2011, S. 204

96 Vgl. Meinolfus W. M. Strätling: *Assistierter Suizid – grundsätzlich «keine ärztliche Aufgabe»?* In: Neumann, *Suizidhilfe als Herausforderung*, S. 108 ff.

97 Zitiert nach Dahl/Levy, *Der ärztlich-assistierte Suizid in Oregon*, S. 61. Originalquelle: Johannes van Delden et al.: *Thirty Years' Experience with Euthanasia in the Netherlands.* In: Timothy E. Quill und Margaret P. Battin (Hg.): *Physician-Assisted Dying: The Case for Palliative Care & Patient Choice.* Baltimore 2005, S. 202–216

98 Dahl/Levy, *Der ärztlich-assistierte Suizid in Oregon*, S. 61

99 Ebenda

100 Edgar Dahl: *Selbstbestimmung gibt Sicherheit.* In: Die Welt vom 9. 8. 2006, S. 8

101 Bundesamt für Statistik der Schweiz (BFS): *Suizidmethoden, Entwicklung 1995–2012* (die entsprechende Excel-Datei ist abrufbar über die Website des Bundesamts *www.bfs.admin.ch*)

102 Vgl. Bundesamt für Statistik der Schweiz (BFS): *Todesursachenstatistik 2009. Sterbehilfe (assistierter Suizid) und Suizid in der Schweiz.* Neuchâtel 2012

103 Bundesamt für Statistik der Schweiz, *Suizidmethoden, Entwicklung 1995–2012*

104 Vgl. Schmidt-Salomon/Salomon, *Leibniz war kein Butterkeks*, S. 85

105 Absurderweise wurde durch das Scheitern der Prognose die Glaubensfestigkeit der Sektenmitglieder noch verstärkt, da sie ab dem 21. Dezember fest davon überzeugt waren, dass der Weltuntergang nur durch ihre inbrünstigen Gebete verhindert worden war, vgl. Carol Tavris/Elliot Aronson: *Ich habe recht, auch wenn ich mich irre. Warum wir fragwürdige Überzeugungen, schlechte Entscheidungen und verletzendes Handeln rechtfertigen.* München 2010.

106 Vgl. hierzu u. a. Robert Spaemann: *Das unsterbliche Gerücht. Die Frage nach Gott und der Aberglaube der Moderne*. Stuttgart 2005

107 Vgl. hierzu Schmidt-Salomon, *Hoffnung Mensch*, S. 110 f., 124 f.

108 Jefferson besaß nicht nur fünf lateinische Ausgaben, sondern zudem auch noch englische, italienische und französische Übersetzungen des berühmten epikureischen Lehrgedichts «Über die Natur der Dinge» von Lukrez, was sich insbesondere in der berühmten Präambel der amerikanischen Unabhängigkeitserklärung niedergeschlagen hat.

109 Vgl. hierzu und zum Folgenden Schmidt-Salomon, *Hoffnung Mensch*, S. 240 ff.

110 Epikur: *Philosophie der Freude. Übertragen und mit einem Nachwort versehen von Paul M. Laskowsky*. Frankfurt am Main 1988, S. 55

111 Ebenda

112 Ebenda

113 Ebenda, S. 103

114 Ebenda

115 Der Freitod des Epikur zählt zu den bestgehüteten Geheimnissen der Philosophiegeschichte. Dafür gibt es zwei Gründe: 1. Um seine avantgardistische Gemeinschaft vor Angriffen zu schützen, hatte Epikur die Losung «Lebe im Verborgenen!» ausgegeben, weshalb seine Schüler auch die Umstände seines Todes im Verborgenen hielten. 2. Obwohl sich die epikureische Schule mehr als ein halbes Jahrtausend halten konnte, sind im Verlauf der Geschichte mehr als 99 Prozent aller epikureischen Schriften verloren gegangen bzw. vernichtet worden (immerhin galt Epikur als einer der größten Widersacher der christlichen Lehre), sodass wir keine Kenntnis von den internen Berichten haben, die es zum Ableben Epikurs innerhalb der epikureischen Zirkel zweifellos gegeben hat. Viele Forscher bestreiten immer noch, dass Epikur den Freitod wählte. Aber wenn dem so wäre, wie hätte er dann Idomeneus von dem «wahrhaft glücklichen Tag meines Lebens, der mein letzter ist» berichten können? Epikur war wohl einer der großen Vordenker der Menschheit – aber ein Hellseher war auch er sicher nicht! Zudem entspricht der Bericht von Diogenes Laertius über Epikurs Tod unserem Wissen über die damals praktizierte Methode eines sanften Suizids. Eine bessere Option, als sich nach dem Verköstigen eines schweren Weins in einer mit warmem Wasser gefüllten Wanne die Pulsadern aufzuschneiden,

stand den Menschen der damaligen Zeit nicht zur Verfügung, vgl. hierzu auch die erhellenden Ausführungen von Theodor Ebert: *Epikur – ein Religionskritiker und Freigeist in der griechischen Antike.* In: Helmut Fink (Hg.): *Der neue Humanismus. Wissenschaftliches Menschenbild und säkulare Ethik.* Aschaffenburg 2010, S. 39 f.

116 Wir werden uns die Kriterien für einen solchen «Freitod» zu einem späteren Zeitpunkt anschauen, nämlich wenn wir die Position Nietzsches analysieren.

117 Die Lehre des Sokrates ist uns nur durch die Schriften seiner Schüler überliefert. Von besonderer Bedeutung ist dabei die Darstellung Platons, der die Beweggründe seines Lehrers, nicht zu fliehen, in den Dialogen «Kriton» und «Phaidon» behandelt, vgl. Platon: *Sämtliche Dialoge.* Herausgegeben von Otto Apelt. Hamburg 1988, Band I, S. 83–103, sowie Band II, S. 27–133.

118 Platon, *Sämtliche Dialoge.* Band II, S. 132 f.

119 Ebenda, S.133

120 Seneca: *Philosophische Schriften. Vollständige Studienausgabe.* Herausgegeben von Otto Apelt. Wiesbaden 2004, S. 267 f.

121 Ebenda, S. 264 f.

122 Vgl. *Buch der Richter*, 16,27 ff.

123 Vgl. *Brief an die Hebräer*, 11,32–34

124 Vgl. Kurt Galling et al. (Hg.): *Die Religion in Geschichte und Gegenwart.* Dritte völlig neu bearbeitete Auflage. Tübingen 1956–1965, Band 5, S. 1677

125 Vgl. Augustinus: *Vom Gottesstaat. Vollständige Ausgabe in einem Band.* München 2007, Buch 1, Kapitel 20

126 Ebenda, Kapitel 21

127 Dies war für ihn ohnehin typisch, Die Theologie des Augustinus ist über weite Strecken ein christlich umgedeuteter Platonismus. Platon galt für Augustinus nicht nur als der wichtigste heidnische Philosoph, sondern in gewisser Weise als eine Art Prototyp des christlichen Gläubigen, vgl. hierzu u. a. Augustinus, *Vom Gottesstaat*, Buch 8, Kapitel 4–12.

128 Ebenda, Buch 1, Kapitel 26

129 Vgl. Gerd Mischler: *Von der Freiheit, das Leben zu lassen. Kulturgeschichte des Suizids.* Wien 2000, S. 61 ff. Eine komprimierte Zusammenfassung der Kulturgeschichte des Suizids findet sich auch bei Frank Th. Petermann: *Von Sokrates' Schierlingsbecher zum Cybersuizid.* In: Frank Th. Petermann (Hg.): *Sterbehilfe. Grundsätzliche und praktische Fragen. Ein interdisziplinärer Diskurs.* St. Gallen 2006, S. 133 ff.

130 So fragte der bedeutende niederländische Humanist Erasmus von Rotterdam 1508: «Welches sind die Berühmtesten, die sich aus Lebensüberdruss selbst den Tod gaben? Waren es nicht die Freunde der Weisheit?» (Erasmus von Rotterdam: *Lob der Torheit*. Übersetzt von Heinrich Hersch. Köln 2006, S. 53). Sein Brieffreund, der englische Lordkanzler Thomas Morus, der für seine Treue zum Katholizismus unter Heinrich VIII. 1535 hingerichtet und dafür vierhundert Jahre später (1935) heiliggesprochen wurde, ging in seinem Roman «Utopia», dem ersten Science-Fiction-Roman der Weltliteratur, noch weiter. Im «idealen Staat» der Utopier, hieß es bei Morus, würden Sterbende darin bestärkt, sich selbst zu töten, da dies «nicht die Freuden, sondern nur die Marter des Lebens abkürze»: «Wen sie mit diesen Gründen überzeugen, der endet sein Leben freiwillig durch Fasten oder findet in der Betäubung ohne eine Todesempfindung seine Erlösung. Gegen seinen Willen aber schaffen sie niemanden beiseite, vernachlässigen auch um der Weigerung willen in keiner Weise die Pflege des Kranken» (Thomas Morus: *Utopia*. Übersetzt von Gerhard Ritter. Stuttgart 1988, S. 106).

131 Charles de Montesquieu: *Persische Briefe*. Stuttgart 2004, S. 146

132 Cesare Beccaria: *Von den Verbrechen und von den Strafen*. Übersetzt von Thomas Vormbaum. Berlin 2005, S. 91

133 Ebenda, S. 94

134 Immanuel Kant: *Metaphysik der Sitten*. In: Immanuel Kant: *Werke in zehn Bänden*. Herausgegeben von Wilhelm Weischedel. Darmstadt 1983, Band 7, S. 554

135 In § 211 (Mord) des Strafgesetzbuches heißt es dazu: «Mörder ist, wer aus Mordlust, zur Befriedigung des Geschlechtstriebs, aus Habgier oder sonst aus niedrigen Beweggründen, heimtückisch oder grausam oder mit gemeingefährlichen Mitteln (...) einen Menschen tötet.»

136 Vgl. Friedrich Nietzsche: *Götzendämmerung*. In: Friedrich Nietzsche: *Werke*. Herausgegeben von Karl Schlechta. München 1954, Bd. 2, S. 941

137 Vgl. u. a. Friedrich Nietzsche: *Der Antichrist*. In: Nietzsche, *Werke*, Bd. 2, S. 1229 f.

138 Vgl. Friedrich Nietzsche: *Morgenröte*. In: Nietzsche, *Werke*, Bd. 1, S. 1060

139 Friedrich Nietzsche: *Menschliches, Allzumenschliches*. In: Nietzsche, *Werke*, Bd. 1, S. 494

140 Vgl. Nietzsche, *Morgenröte*, S. 1061

141 Nietzsche, *Menschliches, Allzumenschliches*, S. 949

142 Friedrich Nietzsche: *Also sprach Zarathustra*. In: Nietzsche, Werke, Band 2, S. 333

143 Ebenda, S. 334

144 Ebenda, S. 335

145 Ebenda

146 Ebenda, S. 335

147 Ecclesia Catholica: *Katechismus der Katholischen Kirche*. München 1993, 2280

148 Ebenda, 2281

149 Johannes Paul II.: *Evangelium vitae*. Rom 1995, Kapitel 66 (Das Dokument kann in deutscher Sprache von der Website des Vatikans www.vatican.va heruntergeladen werden.)

150 Ebenda, Kapitel 67

151 Ebenda (Der Papst zitiert hier den *Kolosserbrief* des Apostels, Kol 1, 24)

152 Vgl. hierzu u. a. Christopher Hitchens: *The Missionary Position: Mother Teresa in Theory and Practice*. London 1995; Aroup Chatterjee: *Mother Teresa. The Final Verdict*. Kalkutta 2003; sowie die umfassende Metastudie von Serge Larivée et al.: *Les côtés ténébreux de Mère Teresa*. In: Studies in Religion/Sciences Religieuses, 42/2013, S. 319–345. Im deutschsprachigen Raum hatte anfangs nur das Magazin *Stern* den Mut, auf die unpopulären Wahrheiten hinter dem Teresa-Mythos hinzuweisen, vgl. die Reportagen «Nehmen ist seliger denn geben» (Stern 38/98) und «Mutter Teresas herzlose Schwestern» (Stern 2/99).

153 Vgl. hierzu u. a. Robert Hutchison: *Die heilige Mafia des Papstes. Der wachsende Einfluss des Opus Dei*. München 1996; Matthias Mettner: *Die katholische Mafia. Kirchliche Geheimbünde greifen nach der Macht*. München 1995; Peter Hertel: *«Ich verspreche euch den Himmel». Geistlicher Anspruch, gesellschaftliche Ziele und kirchliche Bedeutung des Opus Dei*. Düsseldorf 1991.

154 Josemaría Escrivá: *Der Weg*. Köln 1982, Spruch 208

155 Hans Küng: *Nichts als flotte Häme*. In: Die Weltwoche 48/2002

156 Robert Spaemann: *Die Vernünftigkeit eines Tabus*, S. 20

157 Kammer für öffentliche Verantwortung der Evangelischen Kirche in Deutschland: *Sterben hat seine Zeit. Überlegungen zum Umgang mit Patientenverfügungen aus evangelischer Sicht*. In: Kirchenamt der Evangelischen Kirche in Deutschland (Hg.): *Sterbebegleitung statt aktiver Sterbehilfe. Eine Sammlung kirchlicher Texte*, Zweite erweiterte Auflage. Hannover 2011, S. 21 (das Dokument kann über die Website der EKD www.ekd.de heruntergeladen werden)

158 Hans Küng: *Menschenwürdig sterben.* In: Hans Küng/Walter Jens: *Menschenwürdig sterben. Ein Plädoyer für Selbstverantwortung.* München 2010, S. 56

159 Ebenda, S. 57

160 Ebenda, S. 64

161 Ebenda, S. 74

162 Institut für Demoskopie Allensbach: *Mehrheit für aktive Sterbehilfe.* Allensbacher Berichte 9/2001, S. 5 (das Dokument ist auf der Website des Instituts *www.ifd-allensbach.de* online verfügbar); sowie: Detlef Pollack und Olaf Müller: *Religionsmonitor. Religiosität und Zusammenhalt in Deutschland.* Bertelsmann-Stiftung, Gütersloh 2013, S. 24 (das Dokument kann von der Website www.religionsmonitor.de heruntergeladen werden)

163 Johannes Paul II., *Evangelium vitae,* Kapitel 68

164 Ebenda, Kapitel 73

165 Ebenda, Kapitel 72

166 Ebenda

167 Ebenda, Kapitel 73

168 Ebenda, Kapitel 90

169 Der Papst zitiert hier die Worte aus dem Neuen Testament (*Apg* 5, 29), vgl. Johannes Paul II., *Evangelium vitae,* Kapitel 73

170 Ebenda, Kapitel 89

171 Ebenda

172 Ebenda, Kapitel 88

173 Ebenda

174 Caritas und Diakonie selbst geben geringere Mitarbeiterzahlen an als die zuständigen Berufsgenossenschaften, vgl. hierzu Carsten Frerk: *Violettbuch Kirchenfinanzen.* Aschaffenburg 2010, S. 219

175 Ebenda, S. 220

176 So erzielten Caritas und Diakonie 2002 mit 45 Milliarden Euro einen höheren Umsatz als BMW weltweit (42,3 Mrd.), die Lufthansa brachte es mit einem Umsatz von 16,3 Milliarden Euro gerade mal auf ein Drittel dessen, was Caritas und Diakonie erwirtschafteten, vgl. Frerk, *Violettbuch Kirchenfinanzen,* S. 221

177 vgl. Carsten Frerk, *Caritas und Diakonie in Deutschland.* Aschaffenburg 2005, S. 35

178 Isidor Baumgartner et al.: *Ambulante Palliativversorgung und Seelsorge. Forschungsbericht zu einer empirischen Befragung.* Passau 2009, S. 16

179 Ebenda, S. 23

180 Ebenda

181 Institut für Demoskopie Allensbach, *Ärztlich begleiteter Suizid und aktive Sterbehilfe*, S. 15
182 zitiert nach Frerk, *Caritas und Diakonie*, S. 111.
183 Vgl. Michael Schmidt-Salomon: *Keine Macht den Doofen*. München 2012, S. 74 ff.
184 Ich halte gar nichts davon, Patienten mit solchen Prognosen zu konfrontieren. Davon abgesehen, konnte ich die Einschätzung der Kollegen aber durchaus nachvollziehen. Denn der Tumor konnte während der Operation nicht in Gänze entfernt werden.
185 Auch in meinem Fragebogen hatten die Patienten die Möglichkeit, mehrere Gründe anzugeben. Hier die Resultate: a) Verlust der Selbständigkeit: wichtig: 272, weniger wichtig 10, nicht wichtig: 0; b) Verlust der Würde: wichtig: 278, weniger wichtig: 5, nicht wichtig: 4; c) Verlust der Fähigkeit, Dinge zu tun, die das Leben lebenswert machen: wichtig: 278, weniger wichtig: 4, nicht wichtig: 5; d) Verlust der Kontrolle über Körperfunktionen: wichtig: 272, weniger wichtig: 15, nicht wichtig: 0; e) Belastung für Familie, Freunde und Betreuer: wichtig: 70, weniger wichtig: 74, nicht wichtig: 143; f) unzureichende Schmerztherapie oder Angst davor, nicht ausreichend schmerzfrei behandelt zu werden: wichtig: 46, weniger wichtig: 28, nicht wichtig: 213; g) finanzielle Gründe der Behandlung: wichtig: 9, weniger wichtig: 41, nicht wichtig: 237; finanzielle Gründe für Unterbringung (Heim, Pflege, Hospiz etc.): wichtig: 11, weniger wichtig: 41, nicht wichtig: 235.
186 Markus Deggerich et al.: *Finaler Hausbesuch*. In: Der Spiegel 25/2008, S. 42
187 Ingrid Sander: *Menschen sollten friedlich einschlafen können*. Leserbrief in der «Thüringer Allgemeine» vom 27. 1. 2014
188 Wolfgang Dick: *Ingrid will ihren Tod bestellen*. Deutsche Welle 10. 1. 2014 (online verfügbar über www.dw.de)
189 Der Film kann über die Website des Medienprojekts *www.medienprojekt-wuppertal.de* bestellt werden.
190 Stefan Daniel: *Hoffnung, vergangen. Aber. – Collage eines Lebens*. Tübingen 2010, S. 21
191 Ebenda, S. 143
192 Ebenda, S. 142
193 Ingrid Sander, *Menschen sollten friedlich einschlafen können*
194 Hannelore Lwowsky-Lüpges: *«Endlich hast du es geschafft!» Gedanken nach einem Suizid durch Sprung vom Hochhaus*. In: Gita Neumann (Hg.), *Suizidhilfe als Herausforderung*, S. 132 ff.
195 Laut dem Statistischen Bundesamt sterben pro Jahr rund

10 000 Menschen in Deutschland durch Suizid, vgl. Statistisches Bundesamt: *Gesundheit. Todesursachen in Deutschland.* Wiesbaden 2013, S. 31. Allerdings ist davon auszugehen, dass etwa 30 Prozent der Selbsttötungen nicht als solche erkannt werden. Bei den Freitodbegleitungen, die ich in den letzten Jahren durchgeführt habe, wurde sogar in schätzungsweise 60 bis 70 Prozent der Fälle ein «natürlicher Tod» diagnostiziert.

196 Das Verhältnis von gelungenen Suiziden zu gescheiterten Suizidversuchen wird von den Experten sehr unterschiedlich eingeschätzt, von 1 zu 7 bis zu 1 zu 49, vgl. Peter Holenstein: *Der Preis der Verzweiflung. Über die Kostenfolgen des Suizidgeschehens in der Schweiz.* In: Kriminalistik 3/2014, S. 183 f. Holenstein legte seiner Studie ein Verhältnis von 1 zu 20 zugrunde, ich gehe etwas vorsichtiger von einem Verhältnis von etwas mehr als 1 zu 15 aus. Auf jeden Fall sind die Suizid- und Suizidversuchszahlen, die das Nationale Suizidpräventionsprogramm vorgelegt hat (Nationales Suizidpräventionsprogramm für Deutschland: *Suizide in Deutschland,* Hamburg 2013, downloadbar über die Website *www.suizidpraevention-deutschland.de*), viel zu gering angesetzt.

197 Diese Zahlen lassen sich den jährlich erscheinenden Berichten des Eisenbahn-Bundesamts entnehmen. 2012 lag die Zahl der Eisenbahn-Suizide bei 872, vgl. Eisenbahn-Bundesamt: *Bericht des Eisenbahn-Bundesamts 2012.* Bonn 2013, S. 42

198 Vgl. Julia Jüttner: *Schmerzensgeld-Prozess nach Suizid: Der Preis des Lebens.* Spiegel Online vom 16. 7. 2011

199 Zitiert nach dem Wikipedia-Artikel «Schienensuizid»

200 Peter Holenstein, *Der Preis der Verzweiflung,* S. 182

201 *Fünf Tote auf der A46 bei Meschede: Geisterfahrer begeht Selbstmord,* n-tv.de; 21. 10. 2012

202 *Schwerer Unfall auf A7: Zwei Tote durch Geisterfahrer,* Hamburger Morgenpost, 1. 10. 2013

203 *Selbstmord auf der Autobahn? Geisterfahrerin prallt frontal in Auto,* focus.de, 5. 2. 2014

204 Lisa Sonnabend: *Ihr zweiter Tod. Petra Schürmann war «Miss World» und eine beliebte TV-Moderatorin. Doch der Tod ihrer Tochter zerstörte ihr Leben – lange bevor sie mit 74 Jahren starb.* Süddeutsche.de, 17. 5. 2010

205 Vgl. Bundeshaushaltsplan 2012: *Einzelplan 15 – Bundesministerium für Gesundheit.* (downloadbar u. a. über *www.bundeshaushalt-info.de*)

206 Die theoretischen Hintergründe dieses Bonmots erklärt der bedeu-

tende österreichische Psychologe und Beststellerautor in Paul Watzlawick: *Wie wirklich ist die Wirklichkeit?* München 1988.

207 Nationales Suizidpräventionsprogramm: *Suizide, Suizidversuche und Suizidalität. Empfehlungen für die Berichterstattung in den Medien.* Berlin 2006 (Die Broschüre kann von der Website *www.suizidpraevention-deutschland.de* heruntergeladen werden)

208 Nach der Veröffentlichung von Goethes Roman «Die Leiden des jungen Werthers» soll es zu einer regelrechten «Suizidwelle» gekommen sein (was allerdings von einem Teil der Forscher bestritten wird). Als Werther-Effekt wird in der Forschung heute die Annahme bezeichnet, dass ein kausaler Zusammenhang besteht zwischen Medienberichten über Suizide und der Suizidrate in der Bevölkerung.

209 Vgl. hierzu u. a. Bernulf Kanitscheider (Hg.): *Drogenkonsum bekämpfen oder freigeben?* Stuttgart 2000

210 Vgl. u. a. Bernulf Kanitscheider (Hg.): *Liebe, Lust und Leidenschaft. Sexualität im Spiegel der Wissenschaft.* Stuttgart 1998

211 Auf den Unterschied von Gesinnungs- und Verantwortungsethik hat Max Weber bereits 1919 in seinem berühmten Vortrag «Politik als Beruf» hingewiesen, vgl. Max Weber: *Politik als Beruf.* In: Max Weber: *Gesammelte Politische Schriften.* Tübingen 1988. In neuerer Zeit hat sich vor allem der Philosoph Hans Jonas für die verantwortungsethische Position stark gemacht, vgl. Hans Jonas: *Das Prinzip Verantwortung. Versuch einer Ethik für die technologische Zivilisation.* Frankfurt 1984.

212 Ludwig A. Minelli, der Vorsitzende von Dignitas, fordert dies schon seit vielen Jahren, vgl. u. a. Ludwig A. Minelli: *Der gedankenlose Philosoph. Wie christliches Denken ständig neues Elend gebiert.* In: Aufklärung und Kritik 2/2006; siehe auch: Ludwig A. Minelli: *Suizid-Prävention muss durch Suizid-Versuchs-Prävention ergänzt werden.* Referat auf dem WFRtDS-Kongress 2012 (downloadbar über *www.dignitas.ch*).

213 Die Begriffe «falsch» und «richtig» werden hier nicht als objektive Kriterien eines Beobachters verstanden. «Falsch» sind die Gründe eines Suizids dann, wenn der Suizident sie selbst als «falsch» erachtet hätte, wenn ihm zum Zeitpunkt der Entscheidung alle relevanten Informationen vorgelegen hätten und er sich bei nüchterner Bilanzierung dieser Informationen im aufgeklärten, rationalen Selbstinteresse gegen den Suizid entschieden hätte. Zum Konzept des «aufgeklärten, rationalen Selbstinteresses» siehe u. a. Norbert Hoerster: *Ethik und Interesse.* Stuttgart 2003, S. 24 ff.

214 Vgl. Michael Schmidt-Salomon: *Jenseits von Gut und Böse. Warum wir ohne Moral die besseren Menschen sind.* München 2010, S. 116ff, S. 158 ff.

215 Ebenda

216 Ecclesia Catholica, *Katechismus der Katholischen Kirche*, 2282

217 Ebenda, 1859

218 Das «Ärgernis» ist nach katholischer Definition «eine Haltung oder ein Verhalten, das den Anderen zum Bösen verleitet», vgl. ebenda, 2284. Die «Beihilfe zum Selbstmord» ist aus katholischer Sicht natürlich ein ebensolches Ärgernis, vgl. ebenda, 2282

219 Da ich nicht an die Existenz «des Bösen» glaube (vgl. Schmidt-Salomon, *Jenseits von Gut und Böse*, S. 34 ff.), verstehe ich unter einem «Ärgernis» eine Haltung oder ein Verhalten, das andere zu unethischem Verhalten verleitet.

220 Sherwin B. Nuland: *Wie wir sterben. Ein Ende in Würde?* München 1996, S. 18

221 Diese Erklärung lautet folgendermaßen: Der gute, angenehme, würdevolle Tod war in der Evolution mit keinerlei Selektionsvorteilen verbunden. Warum? Weil die Natur nur solche Aktivitäten mit angenehmen Gefühlen belohnt, die direkt oder indirekt mit einer Erhöhung der Fortpflanzungsquote einhergehen. Niemand aber hatte mehr Nachkommen, weil er beim Sterben weniger Schmerzen, weniger Bewusstseinseintrübungen, weniger Unpässlichkeiten als andere erlitt. Und so ist es aus evolutionsbiologischer Perspektive kein Wunder, dass wir in einer Welt leben, in der «Sex Spaß macht, Sterben aber nicht», vgl. Schmidt-Salomon/Salomon, *Leibniz war kein Butterkeks*, S. 86 ff.

222 Ebenda, S. 72

223 Vgl. hierzu u. a. Stephen Cave: *Unsterblich. Die Sehnsucht nach dem ewigen Leben als Triebkraft der Zivilisation.* Frankfurt am Main, 2012; sowie David Shields: *Das Dumme am Leben ist, dass man eines Tages tot ist. Eine Art Anleitung zum Glücklichsein.* München 2009

224 Schmidt-Salomon/Salomon, *Leibniz war kein Butterkeks*, S. 82

225 Vgl. Nuland, *Wie wir sterben*, S. 232

226 Wolfgang Herrndorf: *Arbeit und Struktur*. Berlin 2013, S. 79

227 Ebenda, S. 370 f.

228 Ebenda, S. 371

229 Ebenda

230 Ebenda

231 Ebenda, S. 406

232 Ebenda, S. 369
233 Ebenda
234 Vgl. Nuland, *Wie wir sterben*, S. 233
235 Jonas Jonasson: *Der Hundertjährige, der aus dem Fenster stieg und verschwand*. München 2011
236 Zum Sterbewunsch von Menschen mit psychischen Störungen siehe u. a. die Darlegungen des Psychiaters und Sterbehelfers Johann F. Spittler, *Organisierte Suizid-Beihilfe in Deutschland*, S. 147 ff.
237 Vgl. Gian Domenico Borasio, *Über das Sterben*, S. 52 ff.
238 Markus Deggerich et al., *Finaler Hausbesuch*, S. 42
239 Vgl. hierzu auch die Darstellung von Peter Holenstein: Das Dignitas-Forum. Ein Internet-Forum als Instrument der Suizidversuchsprävention, Zürich 2013. (Online-Version unter *www.dignitas.ch*)
240 Wolfgang Schorlau: *Die letzte Flucht. Denglers sechster Fall*. Köln 2011, S. 345
241 Die Pharmaindustrie gilt als die «gewinnträchtigste Branche» schlechthin mit Gewinnquoten zwischen 20 und 30 Prozent, vgl. Grill, *Kranke Geschäfte*, S. 34. Dazu trägt bei, dass die Herstellungskosten eines Medikaments oft weniger als ein Prozent des Verkaufspreises ausmachen, vgl. Hans Weiss, *Korrupte Medizin*, S. 79 ff. Die medizinische Forschung macht nur einen verschwindend kleinen Anteil im Budget der Pharmaunternehmen aus. Sehr viel höher sind die Kosten für das «Marketing», das nicht zuletzt auf die systematische Beeinflussung von Ärzten und Politikern abzielt.
242 Vgl. Schmidt-Salomon, *Keine Macht den Doofen*, S. 84 ff.
243 Seit Jahrzehnten greifen Pharmalobbyisten geschickt in die Gesundheitspolitik ein. Hierfür haben die Lobbyverbände Dossiers über jeden namhaften Gesundheitspolitiker angelegt, vgl. Walter/Kobylinski, *Patient im Visier*, S. 225 ff. Die Strategien der Verbände sind hierzulande offenkundig besonders gut aufgegangen, was erklärt, warum man für dasselbe Medikament in Deutschland oftmals das Vielfache bezahlen muss wie in Schweden, vgl. Grill, *Kranke Geschäfte*, S. 58.
244 Vgl. hierzu u. a. Franz Josef Wetz: *Baustelle Körper. Bioethik der Selbstachtung*. Stuttgart 2009, S. 32 ff.
245 Im Raum stehen zurzeit unterschiedliche Konzepte: Die einen wollen nur die geschäftsmäßige, organisierte Suizidbeihilfe verbieten, andere jede Form der ärztlichen Freitodbegleitung. Faktisch bedeutet jedoch selbst die weniger restriktive Variante,

dass kaum ein Mensch in Deutschland selbstbestimmt wird sterben können. Denn solange es nicht genügend Ärzte gibt, die bereit sind, Letzte Hilfe zu gewähren, sind Organisationen erforderlich, an die sich schwerstleidende Menschen wenden können.

246 So kann man dem Sterbewunsch des Patienten entsprechen, indem man ihn so lange terminal sediert, bis er (infolge der ausbleibenden Flüssigkeitszufuhr) auf natürlichem Wege stirbt (siehe Kapitel 1).

247 Eine Änderung der Betäubungsmittelverordnung ist jedoch vonnöten. So müsste NAP wie in der Schweiz in der Humanmedizin verschreibungsfähig werden.

248 Vgl. Markus Grill: *Ärzte-Lobbyist verteidigt Schmiergeld für Mediziner*. Spiegel Online, 17.09.2009 (der Artikel ist auf www.spiegel.de noch immer online verfügbar)

249 Am 8. Mai 2014 stellte die Deutsche Stiftung Patientenschutz (früher: «Deutsche Hospiz Stiftung», obwohl sie nie ein einziges Hospiz betrieb) ihren «Entwurf eines Gesetzes zur Strafbarkeit der geschäftsmäßigen Förderung der Selbsttötung» vor. Wenig später enthüllte *Der Spiegel*, dass im Stiftungsrat dieser vermeintlichen «Patientenorganisation» nicht nur Michael Wirtz, der langjährige Geschäftsführer und größte Anteilseigner von Grünenthal sitzt, sondern auch der Gründer der Rhön-Kliniken, Eugen Münch. Patientenvertreter sucht man dort vergeblich (vgl. Markus Grill: *Bodentruppe der Industrie*. In: Der Spiegel 22/2014, S. 68 f.) Dennoch werden die Vertreter dieser Stiftung in den Medien als «oberste Patientenschützer Deutschlands» bezeichnet. Manchmal könnte man verzweifeln ...

250 Zu den politischen Aktivitäten dieser beiden und anderer Protagonisten siehe u. a. die Anmerkungen zum Themenspektrum «Politik und Lobbyarbeit» in: Markus Grill, *Kranke Geschäfte*, S. 45 ff.

251 Vgl. Nicola Kuhrt: *Schmerztherapie: Gericht erlaubt Schwerkranken Cannabis-Anbau*, Spiegel Online, 22. 7. 2014

252 Ebenda

253 Ecclesia Catholica, *Katechismus der Katholischen Kirche*, 2291

254 Vgl. u. a. Christian Rätsch: *Die Entheiligung der Natur. Zur Ethnopharmakologie verbotener Pflanzen*. In: Kanitscheider, *Drogenkonsum bekämpfen oder freigeben?*, S. 11 ff.

255 Evelyn Finger: *«Wir halten die Wahrheit aus» – Anne und Nikolaus Schneider über die Diagnose Krebs, den Rücktritt vom Ratsvorsitz der Evangelischen Kirche – und das, was man Ende zählt*. In: Die Zeit vom 17. Juli, S. 51 f.

256 Vgl. Matthias Kamann: *EKD-Chef provoziert Kirche bei Sterbehilfe*, Die Welt online, 16. 7. 2014

257 Evelyn Finger, *«Wir halten die Wahrheit aus»*, S. 52

258 Ebenda, S. 51

259 Vgl. hierzu u. a. Dieter Birnbacher: *Die ärztliche Beihilfe zum Suizid in der ärztlichen Standesethik*. In: Aufklärung und Kritik Sonderheft 11/2006; sowie die etwas grundsätzlicheren Darlegungen in Dieter Birnbacher: *Suizid und Suizidprävention aus ethischer Sicht*. In: Dieter Birnbacher: *Bioethik zwischen Natur und Interesse*. Frankfurt am Main, 2006, S. 195 ff. Birnbachers Position wird unterstützt von vielen renommierten Expertinnen und Experten, u. a. von Prof. Dr. Bettina Schöne-Seiffert (Mitglied im Deutschen Ethikrat von 2001 bis 2010), vgl. u. a. Bettina Schöne-Seiffert: *Ist ärztliche Suizidbeihilfe ethisch verantwortbar?* In: Petermann, *Sterbehilfe*, S. 45 ff.; sowie dem Würzburger Juristen und Rechtsphilosophen Prof. Dr. Dr. Eric Hilgendorf, vgl. u. a. Eric Hilgendorf: *15 Thesen zu Sterbehilfe und assistiertem Suizid*. In: Felix Thiele (Hg.): *Aktive und passive Sterbehilfe. Medizinische, rechtswissenschaftliche und philosophische Aspekte*. München, 2010, S. 135 ff., sowie Eric Hilgendorf: *Zur Strafwürdigkeit organisierter Sterbehilfe*. In: Juristenzeitung (JZ) 2014, S. 545 ff.

260 Dies sind die vorletzten Worte der Figur Kleinmann in Woody Allens Theaterstück «Tod» aus der Textsammlung «Without Feathers», die im Deutschen unter dem Titel «Ohne Leit kein Freud» erschienen ist, vgl. Woody Allen: *Das Woody Allen-Buch. Ohne Leit kein Freud / Nebenwirkungen / Wie du dir, so ich mir.* Hamburg 1994, S. 102